urania

Tai Chi

Inhalt

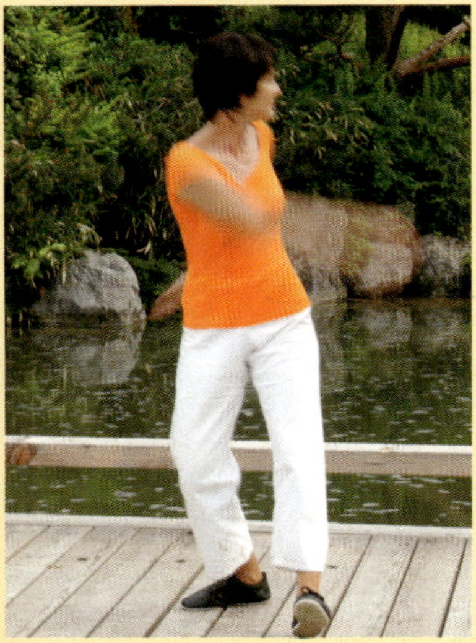

Inhalt

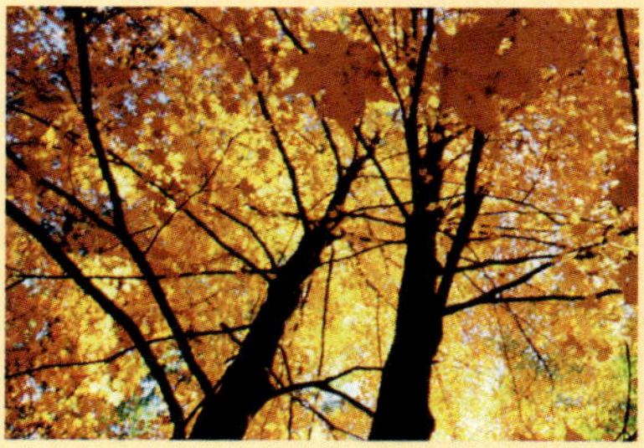

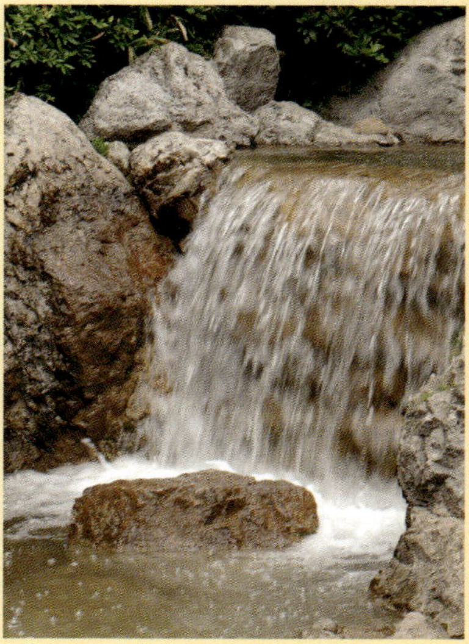

Tai Chi fürs ganze Leben

Mit Tai Chi begeben wir uns auf den Weg der Harmonie. Stress und Hektik finden dann keinen Zugang mehr in unser Inneres.

Tai Chi Chuan – oder oft auch kurz Tai Chi genannt – ist ein etwa 1000 Jahre altes chinesisches, meditatives und gesundheitsförderndes Bewegungssystem, das seine Wurzeln in der taoistischen Philosophie und in der traditionellen chinesischen Medizin (TCM) hat. Im Mittelpunkt taoistischer Übungen steht der feinstoffliche Wesensbereich des Menschen mit seinen Energiebahnen und -zentren.

Tai Chi bedeutet das allerhöchste Prinzip, der Weg, die Mutter von Yin und Yang. Chuan heißt Faust – Tai Chi Chuan bedeutet also so viel wie der Weg der Faust oder mit der Faust in Einklang mit dem Tao, mit der Natur kommen. Sein Ursprung ist eine höchst effektive Kampfkunst, die in China als die Krone der klassischen drei »Inneren Kampfkünste« gilt.

Mit Tai Chi zu neuer Energie

In allen Tai-Chi-Formen dient unsere Lebensenergie (chinesisch: Qi) sowohl als Kraftquelle für Vitalität als auch zur Bereitstellung von Lebenskraft in Notwehrsituationen. Alles ist durchdrungen vom Prinzip des Yin und Yang, der beiden Pole, die ineinander übergehen, sich ergänzen und miteinander ein Ganzes bilden.

Die hier vorgestellten einfachen Tai-Chi-Übungen helfen Ihnen, zu sich selbst zurückzufinden, Ihre verborgenen Kräfte und Fähigkeiten zu wecken. Die Übungen tragen dazu bei, Stress und Nervosität abzubauen, eine positive Ausstrahlung zu erlangen und neue Lebensenergie zu tanken – kurz: Tai Chi bringt Sie rundum auf Trab!

Jutta Besser-Lahtz

In der Bewegung seine Mitte finden: Tai Chi ist Ästhetik und Kraft.

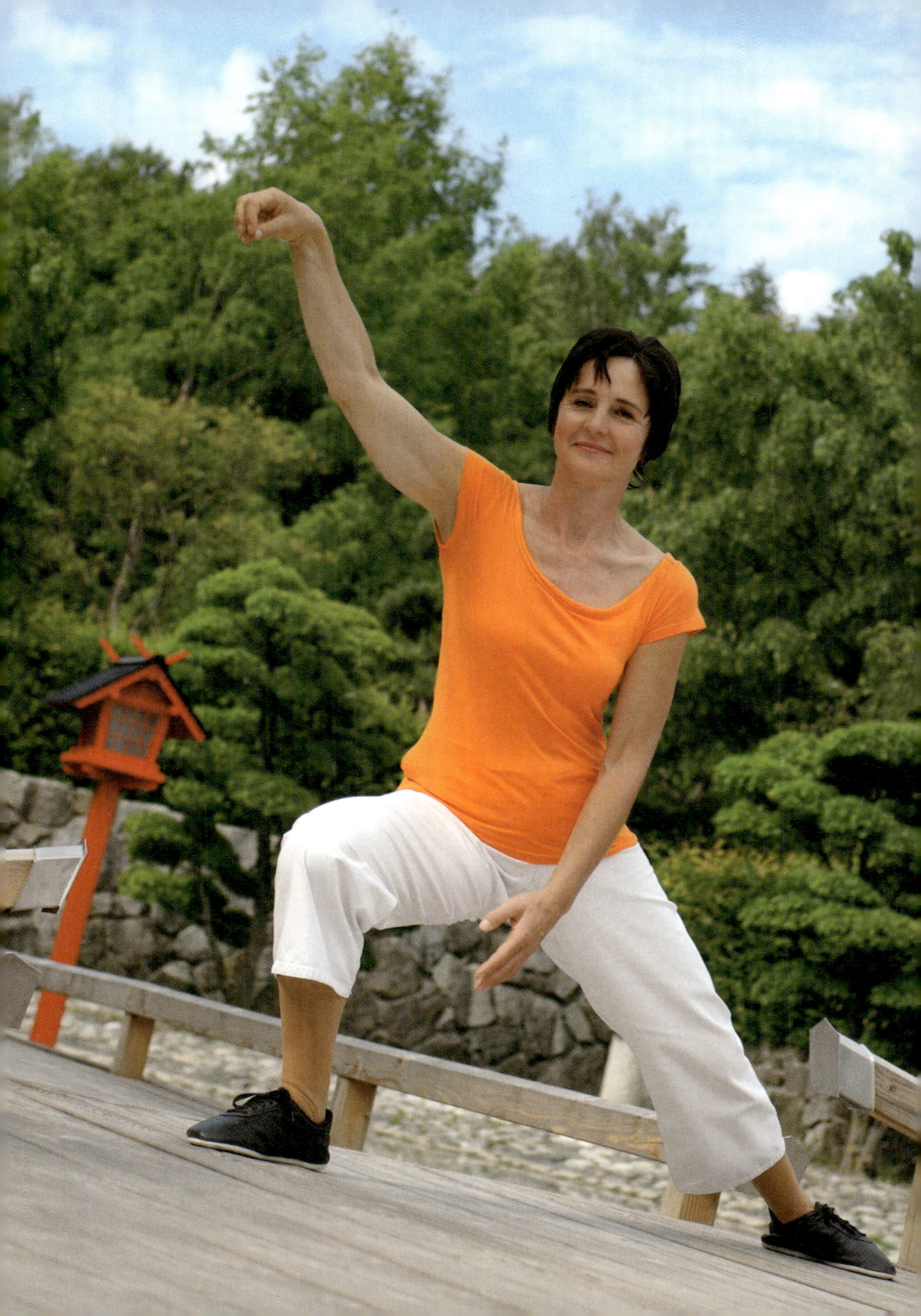

Tai Chi ist **Lebenskunst**

- *Tai Chi – Gesundheit für Körper und Seele*
- *Tai Chi und das Tao – stressfrei leben*
- *Das Qi und seine Funktion*
- *Mit Tai Chi Haltung bewahren*

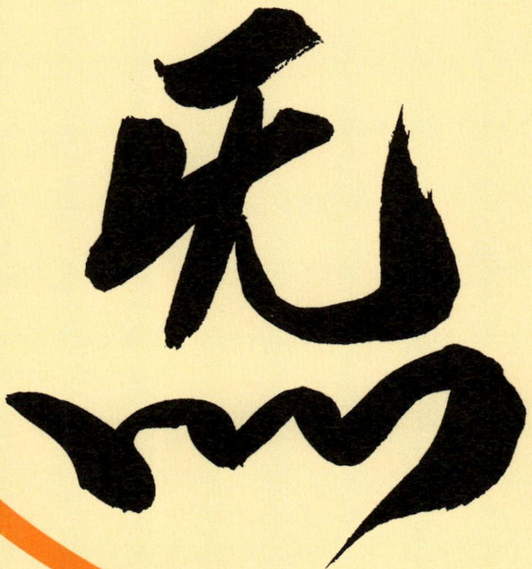

Die fließenden Übungen stärken das Gleichgewicht, geben Kraft und beruhigen und entspannen zugleich. Mit Tai Chi finden Sie zu sich selbst zurück, lernen Ihre verborgenen Fähigkeiten und Kräfte so einzusetzen, dass Sie mit geringstem Energieaufwand die Energie erzeugen, die Sie fürs Leben benötigen.

Tai Chi – Gesundheit für **Körper** und **Seele**

Die fließenden Bewegungen des Tai Chi führen zu Ruhe und Aufmerksamkeit, stärken Gleichgewicht und Zentrierung – körperlich wie geistig. Ein kopflastiger Mensch wirkt immer ein bisschen blutleer und unbeholfen. Mit Tai Chi schaffen wir auf der Grundlage harmonischer Bewegungen eine Balance zwischen Körperlichem und Geistigem.

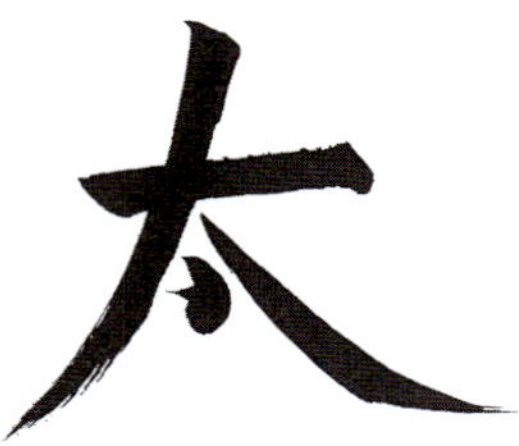

Das chinesische Schriftzeichen für »Tai« in Tai Chi.

Die Tai-Chi-Stile und ihre Entwicklung

▶ Im Tai Chi gibt es unterschiedliche Ausprägungen und Entwicklungen, die jedoch alle dem gleichen Prinzip folgen – der gelösten, entspannten und fließenden Bewegung, der Kraftentfaltung von innen heraus auf der Grundlage des Qi (Lebensenergie).

▶ Die in den klassischen Schriften festgehaltenen Prinzipien bestimmen die Bewegungsabläufe und bilden die jeweilige Form der verschiedenen Tai-Chi-Stile. Die meisten der etwa 20 Hauptstile sind aus der Chen- und Yang-Stil-Tradition zwischen dem 16. und 19. Jahrhundert entstanden. Die bedeutendsten Stile dieser Linie sind der Sun- und der Wu-Stil. In der Volksrepublik China hat sich der Peking-Stil durchgesetzt.

▶ Yang Cheng-Fu (1883–1936) hat die lange Form des Yang-Stils entwickelt. Professor Cheng Man Ch'ing (1900–1975) kam in den 1960er Jahren in die USA, wo er die Kurzform des Yang-Stils einführte, die sich auch in Europa durchgesetzt hat.

▶ All diesen Stilen mit ihren Formen und Bildern liegt jedoch eine große Komplexität zugrunde, die ein regelmäßiges, intensives Training erfordert – und das würde den Rahmen dieses Buches sprengen.

Das Fünf-Elemente-Tai Chi

Das hier vorgestelle Fünf-Elemente-Tai-Chi nach Klaus Moegling ermöglicht es auch dem gestressten Berufstätigen, der Mutter mit drei Kindern oder dem älteren Menschen mit herabgesetzter Aufnahmefähigkeit und Beweglichkeit, einen Einstieg ins Tai Chi zu finden.

Gelassenheit bedeutet Stärke

Neben den vielen verschiedenen Stilen im Tai Chi gibt es eine Reihe kleiner Bewegungsabfolgen für diejenigen, denen es vor allem um Entspannung im täglichen Leben geht. Mit diesen Übungen lernen Sie, innere und äußere Blockaden aufzuspüren und Fehlhaltungen, die zu Schmerzen führen, zu korrigieren. Sie werden die wohltuende Leichtigkeit genießen, wenn Sie während der Übungen die belastenden Dinge des Lebens loslassen.

Mit Tai Chi begeben wir uns auf den Weg der Harmonie. Stress und Hektik finden keinen Zugang mehr in unser Inneres.

Der langfristige Effekt des Trainings ist die Befreiung von Blockaden aller Art, von starren und steifen Denkstrukturen und von problembehafteten Gewohnheiten. Sie werden dem Leben mit mehr Gelassenheit und Ruhe begegnen, Ihren Mitmenschen heiterer und mit mehr Geduld entgegentreten und von deren positivem Feedback profitieren. Sie fließen leicht, behende und offen mit dem Strom des Lebens über Höhen und Tiefen hinweg – frei von starren, festgefahrenen Vorstellungen, entspannt und Ihrer Intuition folgend, auf der Grundlage von Balance und Stabilität.

Beweglich und entspannt mit Tai Chi

Wissenschaftlichen Studien zufolge leben Menschen, die Tai Chi praktizieren, länger und gesünder und sind belastbarer. Die Beweglichkeit des gesamten Bewegungsapparats wird gefördert. Knochen, Muskeln, Sehnen und Rückgrat werden gestärkt und bleiben biegsam, das Körperbewusstsein wird geweckt, der Geist entspannt sich und bleibt wach und achtsam. Das Koordinationsvermögen verbessert sich.

Die gesundheitlichen Wirkungen von Tai Chi

Hier wirkt Tai Chi lindernd:

- Arthrose
- Bluthochdruck
- Gelenkbeschwerden
- Herz-Kreislauf-Erkrankungen
- Kopfschmerzen und Migräne
- Nervosität
- Osteoporose
- Rheumatische Erkrankungen
- Rückenschmerzen
- Schlafstörungen
- Steifheit
- Stress
- Tinnitus
- Übergewicht
- Verdauungsstörungen
- Verspannungen

Hier wirkt Tai Chi fördernd:

- Abwehrkraft des Immunsystems
- Ausstrahlung
- Durchblutung und Sauerstoffversorgung
- Entspannung, Gelassenheit und Geduld
- Freier Fluss der vitalen Körpersubstanzen, wodurch die Gelenke »geölt« und die Körperfunktionen stabilisiert werden
- Gleichgewicht/Balance
- Innere und äußere Harmonie
- Konzentrationsvermögen
- Leistungsbereitschaft
- Natürliche innere und äußere Haltungsstruktur
- Stärke der Sehnen, Knochen und Bänder
- Öffnung aller Leitbahnen und Gelenke
- Positive Lebenseinstellung

Röntgenuntersuchungen an Testpersonen zeigten, dass der Anteil von Osteoporose (Knochenschwund) und Arthrose bei Menschen, die Tai Chi praktizieren, im Verhältnis zur Allgemeinheit wesentlich niedriger ist. Auch Bandscheibenvorfällen und anderen Wirbelsäulenschäden wird mit den Übungen vorgebeugt. Herz-Kreislauf-Erkrankungen werden durch Stressabbau und sanfte Bewegung verhindert, behoben oder auf ein ungefährliches Maß reduziert. Chronische Leiden können aufgelöst oder zumindest gemildert werden, der Alterungsprozess verlangsamt sich. Darüber hinaus wird der Cholesterinspiegel bei regelmäßiger Praxis von Tai Chi wesentlich gesenkt.

Tai Chi ist Balsam für die Seele

Durch den Abbau von Verspannungen werden energetische und emotionale Blockaden abgebaut, die seelische Ausgeglichenheit und die Lebensfreude gefördert. Psychosomatische Beschwerden und nicht lokalisierbare Schmerzzustände können gelindert oder behoben werden, Nervosität und Erschöpfung weichen allgemeinem Wohlbefinden und Zufriedenheit. Der Übende wird aufnahmefähiger durch die zeitweilige Leerheit des Geistes beim Training. Die Intuition ersetzt die aktiven Denkprozesse, und das Gehirn entspannt sich.

Die natürlichen Bewegungen des Tai Chi gleichen einem Tanz des Lebens. Trennende Emotionen werden durch das Überwinden der Gegensätzlichkeiten neutralisiert und von einem Gefühl der Verbundenheit mit der Natur, mit unseren Mitmenschen, den Tieren und Pflanzen ersetzt.

Viele Bewegungen im Tai Chi sind bei wilden Tieren abgeschaut und für den menschlichen Körper »übersetzt« worden.

Tai Chi und das Tao – stressfrei leben

Mit Tai Chi haben wir uns auf einen Weg begeben, dessen Ziel der Weg ist. Denn im Tai Chi lernen wir nie aus. Und um nicht bloß in hübschen Bewegungen hängen zu bleiben, bedarf es kontinuierlichen Übens. Tai Chi ist ein Weg des Wachsens, oftmals der Selbstfindung, auf jeden Fall des Ruhigwerdens.

Tai Chi basiert auf der Philosophie des Taoismus. Der Kernpunkt dieser Philosophie ist das Unaussprechliche, das Ewige, die Leere, aus der alles entspringt, das der Natur Innewohnende. Tai Chi beruht auf dem Prinzip des Mitfließens im Lauf des Lebens. Es ist der Weg der Natürlichkeit, des Wuwei, des Nichthandelns, in dem alles Handeln wie von selbst geschieht – nämlich durch Intuition und Spontaneität. Man schaut, erkennt die richtige Richtung, den eigenen Weg und den richtigen Zeitpunkt und handelt dann ganz natürlich, sozusagen mit dem richtigen Instinkt. Man reagiert im Sinn der aktuellen Situation, auf der Grundlage der Erfahrungen, aber im gegenwärtigen Augenblick, undogmatisch, frisch und natürlich. Und genauso sollen die Bewegungen im Tai Chi ausgeführt werden: nicht durch Denken, sondern durch Fühlen und durch natürliche Reflexe.

Als Symbol für Tai Chi wird sehr gern das Wasser herangezogen. Das Wasser im Fluss strömt kontinuierlich, auch über Hindernisse hinweg. Es fließt gleichmäßig und stetig, windet sich geschmeidig um Steine und andere Gegenstände herum und ist letztendlich stärker als alles Harte. Auch Steine werden irgendwann vom Wasser zu Sand zerrieben.

»Nichts in der Welt ist weicher und schwächer als Wasser, und doch gibt es nichts, das wie Wasser Starres und Hartes bezwingt.« Tao te king

Angemessen handeln

Dass unser Handeln im richtigen Augenblick und der jeweiligen Situation angemessen ist, setzt natürlich eine hohe Sensibilisierung für uns selbst und unsere Mitmenschen voraus. Dies erlangen wir über ein intensives Tai-Chi-Training und vor allem über das so genannte Push Hands, die spielerische Anwendung des Tai Chi. Wir lernen darüber hinaus unseren feinstofflichen Bereich kennen, dessen tragendes Element das Qi ist, unsere vitale Lebensenergie, die wiederum von der kosmischen Energie gespeist wird.

Das Tao – die Mutter von Yin und Yang

Im Tao verbinden sich Gemeinsinn und Individualität, Ordnung und Spontaneität, Einheit und Vielfalt. Dies kommt hervorragend in den Schriften des »Tao te king« von Laotse oder dem »I Ging« zum Ausdruck. Was auf den ersten Blick wie eine Ansammlung von Paradoxien wirkt, ist nach langjähriger Tai-Chi- und Meditationspraxis nichts wei-

Yin und Yang – keine Gegensätze, sondern Ergänzungen

Yin	**Yang**
Mutter	Vater
Erde	Himmel
weiblich	männlich
Mond	Sonne
Nacht	Tag
Dunkelheit	Licht
Körper	Geist
Inhalt	Form
relativ	absolut
Sein	Haben
Ruhe	Aktivität
Gefühl	Verstand
innen	außen
unten	oben
negativ	positiv
empfangend	abgebend
leer	voll
heiß	kalt

»Der ganze Körper muss entspannt, locker und offen sein, so dass das Qi, unsere vitale Lebensenergie, ihn ungehindert durchdringen kann.«
Cheng Man Ch'ing

ter als die Harmonie zwischen diesen oben genannten Eigenschaften. Und diese scheinbar gegensätzlichen Eigenschaften bringen uns zu dem bekannten chinesischen Begriffspaar »Yin und Yang«. Auch Yin und Yang sind keine Gegensätze, sondern nur zwei Pole, die sich ergänzen. Das eine kann nicht ohne das andere, und das eine ist auch im anderen enthalten. Das eine kann nicht ohne das viele und das viele nicht ohne das eine. Das Prinzip von Yin und Yang liegt allen Erscheinungen der Welt zugrunde.

Tai Chi – die fließende Verbindung von Yin und Yang

Aus der Vereinigung von Yin und Yang (der Kreis im Tai-Chi-Symbol) ergibt sich, dass die meisten Bewegungen kreisförmig ausgeführt werden. Im Tai Chi gibt es daher – entsprechend aller Elemente des Mikro- und Makrokosmos (Atome, Moleküle, Planetensysteme) – keine Geraden. Alles ist rund und befindet sich in kreisender Bewegung.

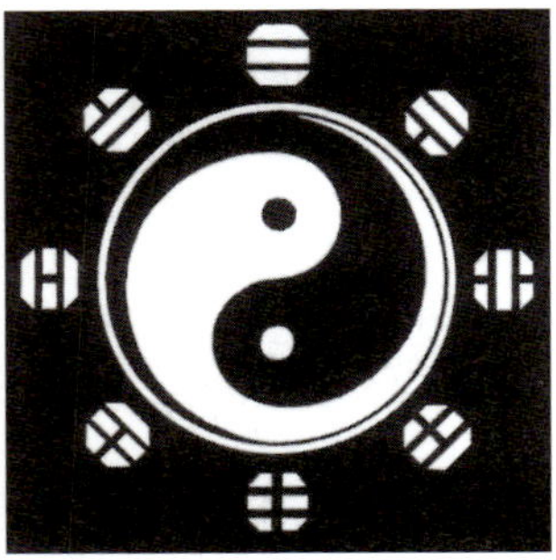

Das Tai-Chi-Symbol und die acht Trigramme des I Ging

Alle Streckung und Dehnung wird im Tai Chi vermieden. So ergeben sich natürliche Geschmeidigkeit, Beweglichkeit und Entspannung. Der Körper agiert als Einheit, und auch die Bewegung ist eine fließende Einheit. Bewegt sich ein Teil des Körpers, so bewegen sich alle Teile.

Tai Chi als fließende Verbindung von Yin und Yang bedeutet den kontinuierlichen Wechsel zwischen diesen beiden Qualitäten, das heißt von Anspannung und Entspannung, von Vor- und Zurückrollen, von öffnen und schließen, empfangen und abgeben, sinken und steigen, leeren und füllen. Schulter und Hüfte verbinden sich, Ellenbogen und Knie, Hand und Fuß. Chang San-Feng schrieb: »Qi wurzelt in den Füßen, entfaltet sich in den Beinen, folgt den Befehlen des Zentrums (»Unteres Dantien«, siehe Seite 20) und zeigt sich in den Händen und Fingern. Von den Füßen über die Beine und das Zentrum erfolgt die Bewegung in vollkommener Einheit.«

Kämpferische und sportliche Anwendung

Beim Push Hands (schiebende Hände), der praktischen Anwendung von Tai Chi, wird gern von einem Spiel gesprochen, das auf dem Prinzip von Yin-Energie und Yang-Energie basiert. Natürlich kann Tai Chi auch als Kampftechnik angewendet werden. Der berühmte Boxeraufstand (1900 in China ausgebrochener Aufstand gegen die Fremden, der zur Besetzung Pekings durch die europäischen Mächte führte) hat seinen Namen von den Tai-Chi-Kämpfern (Schattenboxern), die als unbesiegbar galten, bevor Kanonen zum Einsatz kamen.

In der sportlichen Anwendung des Tai Chi geht es nicht unbedingt darum, den anderen zu besiegen, sondern vielmehr darum, sich selbst nicht besiegen zu lassen – ein Weg des Friedens und der Verständigung. Denn wenn wir konsequent weiterdenken, werden wir feststellen, dass es nie einen absoluten Sieg gibt, weil im Sieg bereits wieder das Besiegtwerden liegt.

Der Weg ist das Ziel – ohne Eile effektiver leben

Das einzig Absolute ist das Tao, die Leere, aus der alles entsteht und in der alles vergeht, um wieder neu zu entstehen. Aus Wu Chi, der Mutter aller Bewegung (siehe Symbol), wird Bewegung, aus Bewegung Wu Chi. Im Wu Chi finden wir unsere eigene Mitte. Der Kreis ist rund, und das Tao ist das Zentrum, das in allem enthalten ist.

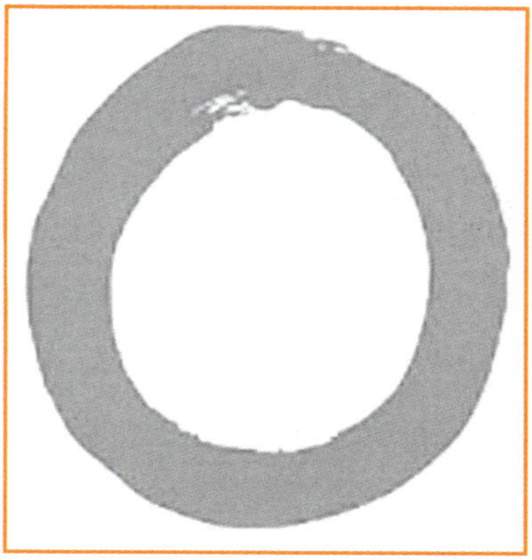

Das chinesische Symbol für Wu Chi – die Mutter aller Bewegung

Kommen und Gehen, keine Linie, sondern ein Kreislauf bestimmt das Universum und unser Leben. Und so bewegen wir uns auf dem Weg des Tai Chi. Wir lernen, um immer wieder festzustellen, dass wir noch lernen können. Und wir wissen, dass der Weg erfüllender ist als das Ziel, denn wir haben auf dem Weg längst erkannt, dass das Ziel gar kein Ziel ist, sondern nur eine Etappe. Kein Ende, kein festgefügtes Ziel, stattdessen alles in sanftem Fluss – das ist der Kreis des Tao, des Tai Chi: oben und unten, Himmel und Erde, Sein und Nichtsein. Keines kann ohne das andere sein.

Der kontinuierliche Wechsel zwischen Yin und Yang

Alle Tai-Chi-Formen beruhen auf diesem Prinzip. Das Vor- und Zurückrollen, Belasten und Entlasten, Füllen und Leeren, Sinken und Steigen, Abgeben und Annehmen, Fließen, Horchen, Abwarten und das Handeln im Nichthandeln, Wuwei und Bewegung, all das ist der kontinu-

»Feste Entschlossenheit im Inneren, sanfte Anpassung und Stärke im Äußeren; das ist der Weg, etwas zu erreichen.«
I Ging

ierliche Wechsel zwischen Yin und Yang. Durch die Harmonie und Zentrierung im Tai Chi in Verbindung mit Yin und Yang prallen Stress und Hektik an uns ab. Nichts vermag uns mehr aus der Ruhe zu bringen.

Alles im Wandel, alles miteinander verbunden

Das taoistische Denken, das auch den Buddhismus beeinflusst und in einer Symbiose mit ihm den Chan-Buddhismus (japanisch: Zen-Buddhismus) begründet hat, wurzelt im Prinzip der Polarität. Es ist nicht zu verwechseln mit dem Begriff des Gegensatzes. Um dem Tao näher zu kommen, müssen wir das Denken und Fühlen im Entweder-Oder überwinden und zum Sowohl-als-Auch finden.

Das fällt uns Westlern zunächst schwer. Wir sind von einer Kultur geprägt, die das Selbst und die eigene Persönlichkeit als etwas Festes, Unveränderliches, fast Heiliges in den Mittelpunkt stellt und dessen Wandel, Unbeständigkeit und Bedingtheit durch seine Mitwelt nicht erkennen will. In den Bildern unserer westlichen Kultur kämpft Gut gegen Böse, Hell gegen Dunkel, Leben gegen Tod. Im fernöstlichen Denken bedingt und beeinflusst eins das andere, und beides wird ins Leben mit einbezogen.

Im Fluss der Fünf Elemente

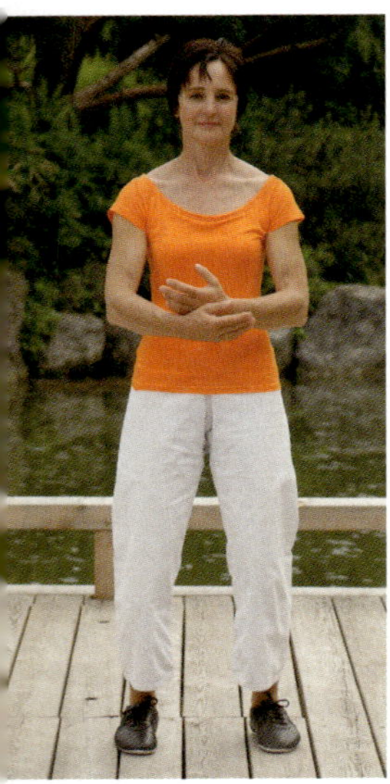

Harmonie und Zufriedenheit mit Tai Chi

Tai Chi lässt uns mit unserer Umgebung zusammenfließen, ungezwungen, aufrecht und zentriert zwischen Himmel und Erde. Sind wir zentriert, so können wir unvoreingenommen reagieren. Nur wenn wir uns in unserer Mitte befinden, können wir objektiv sein.

Es kann regelrechte Erleuchtungsmomente geben, denn Tai Chi ist Meditation in Bewegung, Kampf- und Bewegungskunst in einem, und es lehrt uns sowohl den Genuss der Langsamkeit als auch die Notwendigkeit der Schnelligkeit im entsprechenden Augenblick. Es schult unsere Konzentration und damit unser Reaktionsvermögen durch Ruhe und Gelassenheit.

Wenn wir intensiv Tai Chi praktizieren, uns nach den kleinen einführenden Übungen einem qualifizierten Lehrer anvertrauen, werden wir irgendwann feststellen, dass Ärger, Wut und Ungeduld von uns abfallen wie faule Früchte. Wir erkennen die eigene Stärke im Zusammenhang des Ganzen. Nichts wird uns mehr erschüttern als angemessen. Und was angemessen ist, das wird uns das Tao sagen. Wir folgen dem natürlichen Lauf des Lebens. Was wir nicht ändern können, wird uns nicht mehr beunruhigen, und was wir ändern können, werden wir ändern.

»Wenn wir im Stande sind zu sagen ›Ich versuche es noch einmal‹, ist das ein Ausdruck großen Selbstvertrauens.« Linda Myoki Lehrhaupt

Entscheidungen zu fällen, wird uns leichter fallen, weil wir nicht mehr darüber nachdenken müssen. Wir haben die Verbindung zu unserer eigenen Natur wiedergefunden, haben gelernt, unsere innere Stimme zu hören und aus dem Bauch heraus zu wissen, was für uns richtig und gut ist.

Angstfrei durch Tai Chi

Wir bewegen uns sanft mit dem Tao, in einem gleichmäßigen Rhythmus, der von unserem Atem, unserem Temperament und unserer Tagesform bestimmt wird. Der Geist (das Bewusstsein) steuert die Bewegung. Wir sind zentriert, innerlich wie äußerlich. Wir werden stiller, weicher, irgendwann wie ein Stück Seide, in das man hineinboxen kann, ohne dass es zerreißt. Wir werden heiter und verlieren unsere Ängste durch das Finden des Gleichgewichts und die Verwurzelung in der Erde. Der bewegliche, weiche, sanft schwingende Körper schafft einen freien, offenen und in sich ruhenden Geist. Wir stehen uns nicht mehr selbst im Weg. Wir erkennen unsere wahre Natur. Das gibt uns Kraft und Selbstvertrauen.

Wir werden besonnener und achtsamer agieren und unseren Mitmenschen mit mehr Offenheit und Respekt begegnen, und das nicht, weil wir uns sagen, dass wir uns jetzt so verhalten sollten oder weil uns ein Gott das befiehlt, sondern weil dieses Bedürfnis in uns reift wie eine verborgene Frucht. Es war schon immer in uns, aber wir haben es einfach übersehen. Es wird endlich durch unsere Arbeit mit dem Qi und dem Geist genährt und gepflegt.

Es bedarf jedoch einer gewissen Beharrlichkeit, um überhaupt auf dem Weg des Tai Chi zu bleiben, denn die tiefen, positiven Auswirkungen – körperlich oder geistig – stellen sich erst nach einer gewissen Zeit ein. Bereits nach den ersten kleinen Übungen werden wir jedoch feststellen, dass unsere Geduld wächst wie eine ausgewogen bewässerte Pflanze. Wir erkennen das Leben als Chance, uns zu entwickeln. Allein das sachliche Wissen führt uns nicht weiter, oftmals sogar von uns fort. Was wir brauchen ist Herzverstand, und den erlangen wir mit Tai Chi durch die Verbindung von Körper, Geist und Qi (Lebensenergie).

Mit Tai Chi können wir das erreichen, was mit der Akupunktur erzielt wird: die Öffnung der Leitbahnen.

Wir werden feststellen, dass wir die Zeit weder aufhalten noch beschleunigen können. Wir werden einsehen, dass uns die Zeit davonläuft, wenn wir nicht im gegenwärtigen Augenblick leben. Hier und jetzt, Loslassen von Vergangenem, Entspannen im Nichtdenken, Geschehenlassen und Weitergehen – das alles ist Tai Chi.

Das Qi und seine Funktion

Wir sind in unserem Kulturkreis nicht daran gewöhnt, uns mit dem feinstofflichen Bereich unseres Körpers und insbesondere mit unseren energetischen Ebenen auseinander zu setzen. Wir sammeln Tag für Tag Mengen an Wissen über Politik, Aktienkurse, Mode, Autos und Sportler und viele andere Dinge an. Über unseren Körper, unsere Gefühle und unsere Lebensenergie wissen wir jedoch so gut wie nichts.

Um diese Bereiche kennen zu lernen, bedarf es der Schärfung unserer Intuition, unserer Fähigkeit, in uns und andere hineinzuspüren, unseren Energiefluss und unseren Atem bewusst wahrzunehmen.

Das Qi ist unsere vitale Lebensenergie, die Quelle aller Bewegung im Körper. Bewegung beinhaltet alle unsere physischen und auch geistigen Aktivitäten, sie beinhaltet sowohl die automatischen, also unbewussten Bewegungen wie beispielsweise Atmung, Herzschlag und Verdauungstätigkeit als auch die bewussten wie Essen, Trinken und Sprechen.

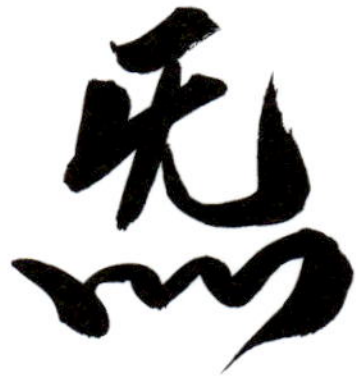

Das chinesische Schriftzeichen für Qi – die Lebensenergie

Gesundheit und langes Leben durch viel Qi

Das Qi fließt in den so genannten Meridianen (Energieleitbahnen) durch unseren Körper und ist das, was uns lebendig und gesund hält. Mittlerweile ist es sogar mit Geräten messbar, was uns skeptische Westler beruhigt.

Der Qi-Fluss hat vier Hauptrichtungen: Aufsteigen und Absteigen, Kommen und Gehen. Diesem Rhythmus entspricht die Grundbewegung des Tai Chi. Qi schützt den Körper vor schlechten Umwelteinflüssen. Es ist der Antrieb für die harmonische Umwandlung von Nahrung und anderen Substanzen in Körperflüssigkeiten und weiter in Energie. Es reguliert alle Funktionen von Körper und Geist und regt die Wärmeentwicklung an.

Das Qi kann jeder spüren, wenn er es sich nur bewusst macht: Zum Beispiel stellen sich die Härchen auf den Arme auf, wenn es in den Fingerspitzen, in den Zehen oder unter der Kopfhaut kribbelt. Und was bringt die Dinge unseres Lebens in Bewegung? Unsere Energie.

Qi verbindet Körper und Geist

Das Qi gilt auch als Verbindung zwischen Körper und Geist. Es verwandelt sich in körperliche und geistige sowie in sexuelle Energie. Wenn wir verspannt und fest sind, wird das Qi blockiert und erreicht nicht

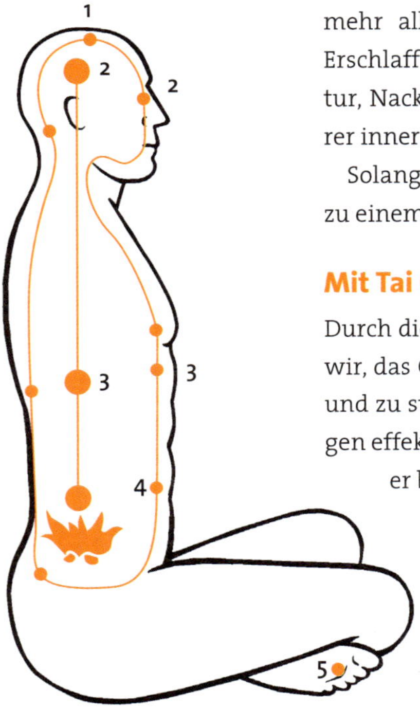

mehr alle Zonen unseres Körpers. Das führt zu Blutstau, Erschlaffung oder schmerzhaften Verhärtungen der Muskulatur, Nacken- und Rückenschmerzen sowie Krankheiten unserer inneren Organe.

Solange das Qi ungehindert fließt, leben wir. Viel Qi verhilft zu einem langen und gesunden Leben.

Mit Tai Chi fließt das Qi

Durch die Übungen und Bewegungsformen des Tai Chi lernen wir, das Qi nicht nur zu fühlen, sondern es auch anzureichern und zu steuern. Blut und Atem kommen in einen gleichmäßigen effektiven Strom und versorgen den Körper mit allem, was er braucht.

Wir stellen beim Tai-Chi-Training also entspannt fest, dass es nicht darauf ankommt, etwas Spektakuläres zu erleben, sondern darauf, aus dem schöpfen zu können, was in uns vorhanden ist.

Das Qi und seine Zentren im Körper

Die wichtigsten Energiezentren (Qi-Speicher) unseres Körpers: 1 Baihui (Scheitelpunkt) 2 Oberes Dantien 3 Mittleres Dantien 4 Unteres Dantien 5 Jongquan-Punkte

In der traditionellen chinesischen Medizin und Gesundheitspflege gibt es drei Energiezentren:

- Das »Obere Dantien« mit Sitz zwischen den Augenbrauen
- Das »Mittlere Dantien« im Brustbereich
- Das »Untere Dantien« im Unterbauch, drei Finger breit unterhalb des Bauchnabels
- Zwei weitere wichtige Energie-Austauschpunkte sind der »Baihui« (Scheitelpunkt) auf dem Kopf und die »Sprudelnden Quellen« (Jongquan), die Punkte an den Fußsohlen, am hinteren Ballenmittelpunkt.

Der Unterbauch, das »Untere Dantien«, ist der Hauptspeicher, die Quelle unserer Lebensenergie. Hier entsteht auch unsere Kraft, unsere Intuition und unser Gespür für Lebenssituationen.

Mit Tai Chi **Haltung** bewahren

Wer ängstlich und nicht im Gleichgewicht ist, zeigt meist auch eine Fehlhaltung und angespannte Gesichtszüge. Er zieht die Schultern hoch oder macht einen leichten Buckel, steht im Hohlkreuz oder mit eingezogenem Kopf. Unsere Ausstrahlung und unsere Figur leiden, und das wirkt sich negativ auf unser Wohlbefinden aus.

Und wir alle gebrauchen unsere phasischen Muskeln – das sind die Muskeln, die für unsere Bewegung zuständig sind – als Haltemuskeln, die für unsere automatische Aufrichtungzuständig sind. Diese Fehlbenutzung führt zu unnötiger Anstrengung und Verspannungen.

Mehr als 95 Prozent der Probleme, die wir mit unserem Skelett und unseren Muskeln, Sehnen und Bändern haben, sind auf den falschen Einsatz von haltender und phasischer Muskulatur zurückzuführen. Tai Chi hilft uns, zu einer ausgeglichenen und gesunden Haltung zurückzufinden und dadurch auch zu einer entspannten Ausstrahlung und zu natürlicher Schönheit.

Ein gutes Beispiel für die entspannte Aufrichtung ist die Übung »Das Tor des Lebens«. Die Lendenwirbelpartie wird geöffnet, das bringt Entspannung und Stabilität.

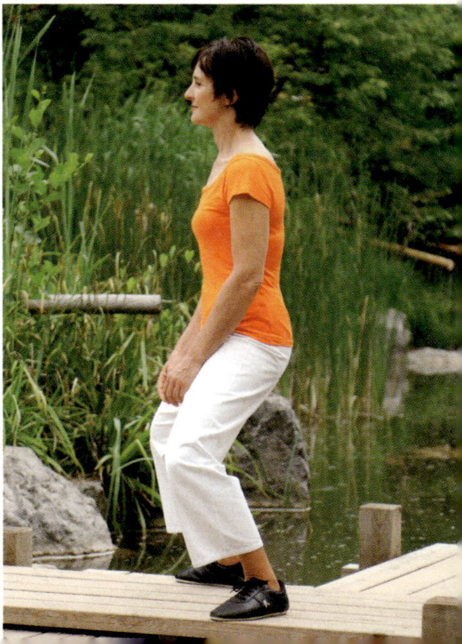

Die entspannte Aufrichtung

Der erste Effekt, den wir beim Tai Chi verspüren werden, ist der der Bewusstwerdung unserer Haltung. Die gelöste Aufrichtung erfolgt allmählich von innen her und führt zu Wohlbefinden und Selbstsicherheit. Haltung verliert so ihre Anstrengung. Aus dem starren Sich-aufrecht-halten-Müssen wird ein natürliches Aufrechtsein. Entspannte Aufrichtung bedeutet innere Ruhe, Gelassenheit und Souveränität.

Ausstrahlung durch Entspannung

- *Die vorbereitenden Tai-Chi-Übungen*
- *Innere und äußere Balance erlangen*

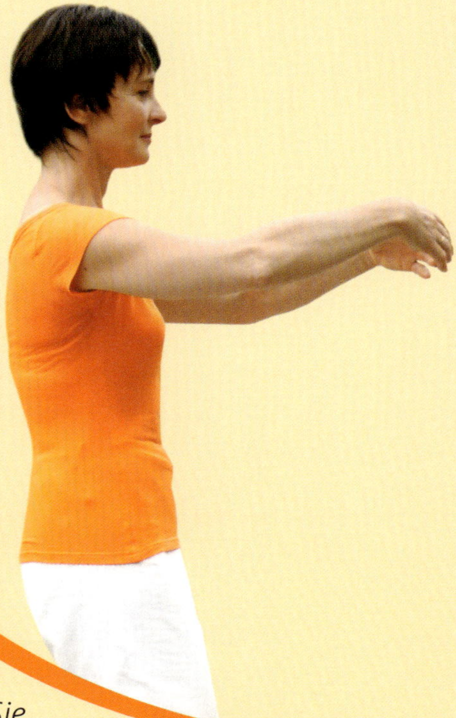

Haben Sie oft Stress, sind Sie nervös und unkonzentriert, abgespannt und lustlos? Dann ist Tai Chi das Richtige für Sie. Es bringt Sie wieder auf Trab. Schöpfen Sie gezielt aus dem, was Sie besitzen, und suchen Sie nicht in der Ferne. Lernen Sie, Ihre Lebensenergie zu aktivieren und sie gezielt einzusetzen.

Die vorbereitenden Tai-Chi-**Übungen**

Der Grundstand

Wu Chi ist der Grundstand, die Mutter aller Bewegung im Tai Chi, aus dem sich alle Bewegung entwickelt, und zu dem alles zurückkommt. Die Füße stehen dabei parallel, in Schulterbreite nebeneinander. Die Fußspitzen zeigen also beide genau nach vorn (siehe Seite 25, Bild links), die Knie sind leicht gebeugt und geöffnet, so dass das Kreuzbein sinken kann, als ob ein Gewicht am Steiß hängt und den Rücken gerade zieht.

Am sinnvollsten ist es, wenn sich zwei Praktizierende zusammentun und sich die Anleitungen zu den einzelnen Übungen gegenseitig vorlesen. Einer führt die Bewegungen dabei aus.

»Das Tor des Lebens« öffnen

Um Tai Chi und seine Wirkungsweise zu verstehen, bedarf es einiger Übungen, die uns zu den Prinzipien dieser Bewegungskunst führen. Die Basis dafür besteht in unserer Haltungsstruktur, die so durchlässig sein sollte, dass die Wirbelsäule entlastet und unsere vitalen Substanzen frei fließen können. Unsere Lendenwirbelsäule übernimmt hier eine steuernde Funktion. Sie ist unsere zentrale Bewegungsachse. Die Chinesen nennen diesen Teil unseres Körpers »Das Tor des Lebens« oder auch »Herrscher des Körpers«. Ist die Lendenwirbelsäule locker aufgerichtet (siehe Bilder Seite 25), dann ist die zentrale Achse des Körpers stabil und beweglich.

► Stellen Sie sich in einem Abstand von etwa 40 Zentimetern mit dem Rücken vor eine glatte Wand, und lassen Sie sich daran fallen. Sie werden zuerst feststellen, dass nur die Schultern oder die Schultern und das Gesäß oder nur das Gesäß die Wand berühren, weil Sie im Hohlkreuz stehen.

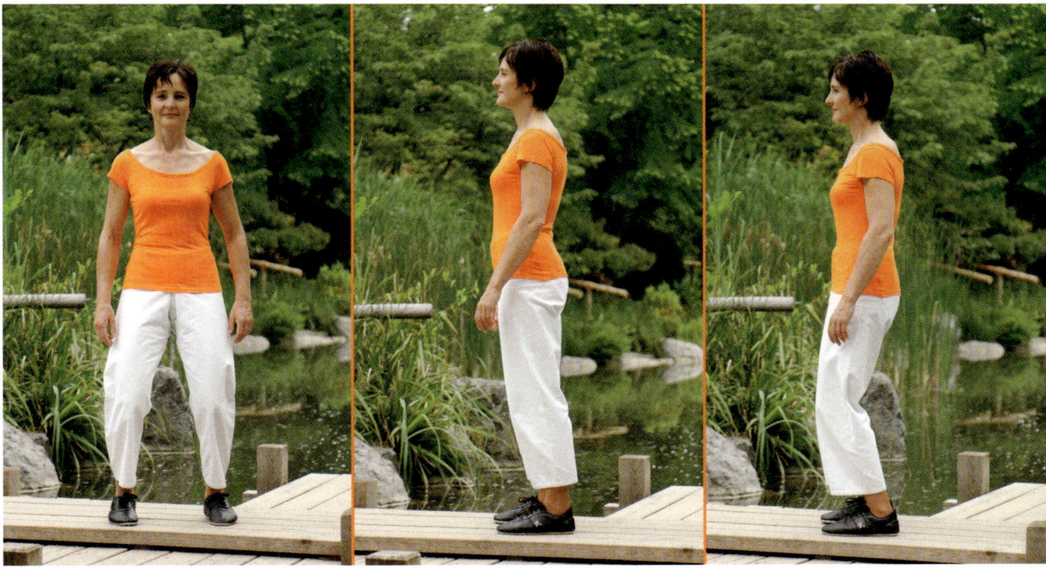

Links: Der Grundstand aller Tai-Chi-Formen ist Wu Chi, die Mutter aller Bewegung. Mitte: Falsche Haltung mit Hohlkreuz Rechts: Richtige Haltung, Kreuzbein gesunken, Rücken gerade.

▶ Versuchen Sie nun so an die Wand zurückzufallen, dass der ganze Rücken aufkommt. Füllen Sie das hohle Kreuz, öffnen Sie »Das Tor des Lebens«, die Lendenwirbelpartie, und aktivieren Sie die stets weggedrückten Muskeln in diesem Bereich.

▶ Das ist die Haltung, die wir im Tai Chi anstreben, jedoch ohne festen Druck, sondern durch Loslassen in der Lendenwirbelsäule und in den unteren Rückenmuskeln.

Wie eine Perlenkette, die am Himmel hängt

Um auf andere Weise ein Gefühl für die Aufrichtung zu bekommen und die Lendenwirbelpartie zu lockern, hängen wir uns sozusagen aus.

▶ Stellen Sie sich in den Grundstand Wu Chi. Ihr Scheitelpunkt ist zur Decke gerichtet, während Sie die Arme über den Kopf heben, die Finger ineinander verschränken, die Handflächen nach außen /oben drehen und sich an die Hände »hängen«.

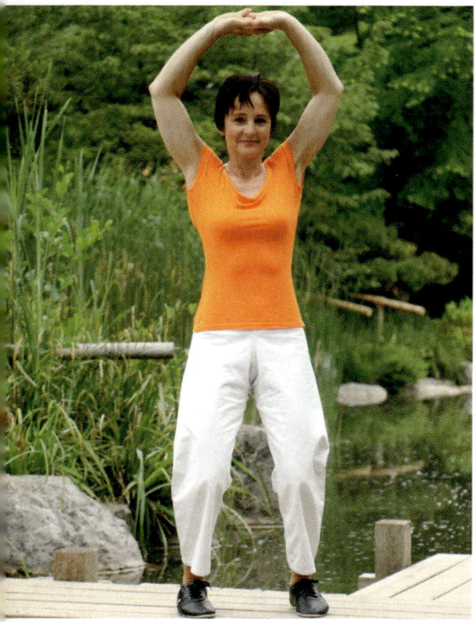

Die Wirbelsäule verliert ihre Starre. Sie hängt wie eine Perlenkette von der Decke oder vom Himmel herab, gerade und gelöst bis ins Steißbein hinunter. Die Lendenwirbelsäule entspannt sich, weil die Bandscheiben »Luft bekommen«. Eingeklemmte Nerven werden befreit, Bandscheibenschäden wird vorgebeugt. Ein angenehm »losgelassenes« Gefühl entsteht.

▶ Dann lassen Sie die Arme seitlich am Körper entlang nach unten sinken und spüren in Hals, Nacken und Schultern hinein. Erforschen Sie diesen Bereich in seiner lockeren Aufrichtung.

Mit dieser Übung kommen die Kopfwendermuskeln, die kleinen und großen Brustmuskeln und die Schulterblattheber aus ihrer Überdehnung und Verkürzung heraus wieder in ihre natürlich entspannte Position zurück.

Oben: »Wie eine Perlenkette, die am Himmel hängt«: an den Händen aushängen
Rechts: Bei der Lockerungsübung mit dem Hüftschwung die Arme locker schwingen lassen.

Acht kleine Lockerungsübungen

1 Als Erstes öffnen wir unsere Leitbahnen (Meridiane): Klopfen Sie sanft an der Vorderseite von Beinen und Rumpf hinauf bis zum Brustbein, dann klopfen Sie zwischen den Schulterblättern beginnend abwärts bis zu den Waden hinunter.

2 Drehen Sie sich aus dem Parallelstand heraus auf der Ferse nach links und nach rechts, und lassen Sie die Arme mitpendeln, so dass sie durch die Bewegung um den Körper schwingen.

Auch für die Übungen 3 bis 8 stellen Sie sich in den Parallelstand.

3 Die Hüften kreisen lassen.

4 Das Becken vor- und zurückkippen.

5 Das Becken kreisen lassen und dabei den Oberkörper gerade halten.

6 Den Kopf langsam kreisen lassen. (Achtung: Nicht nach hinten kippen lassen!)

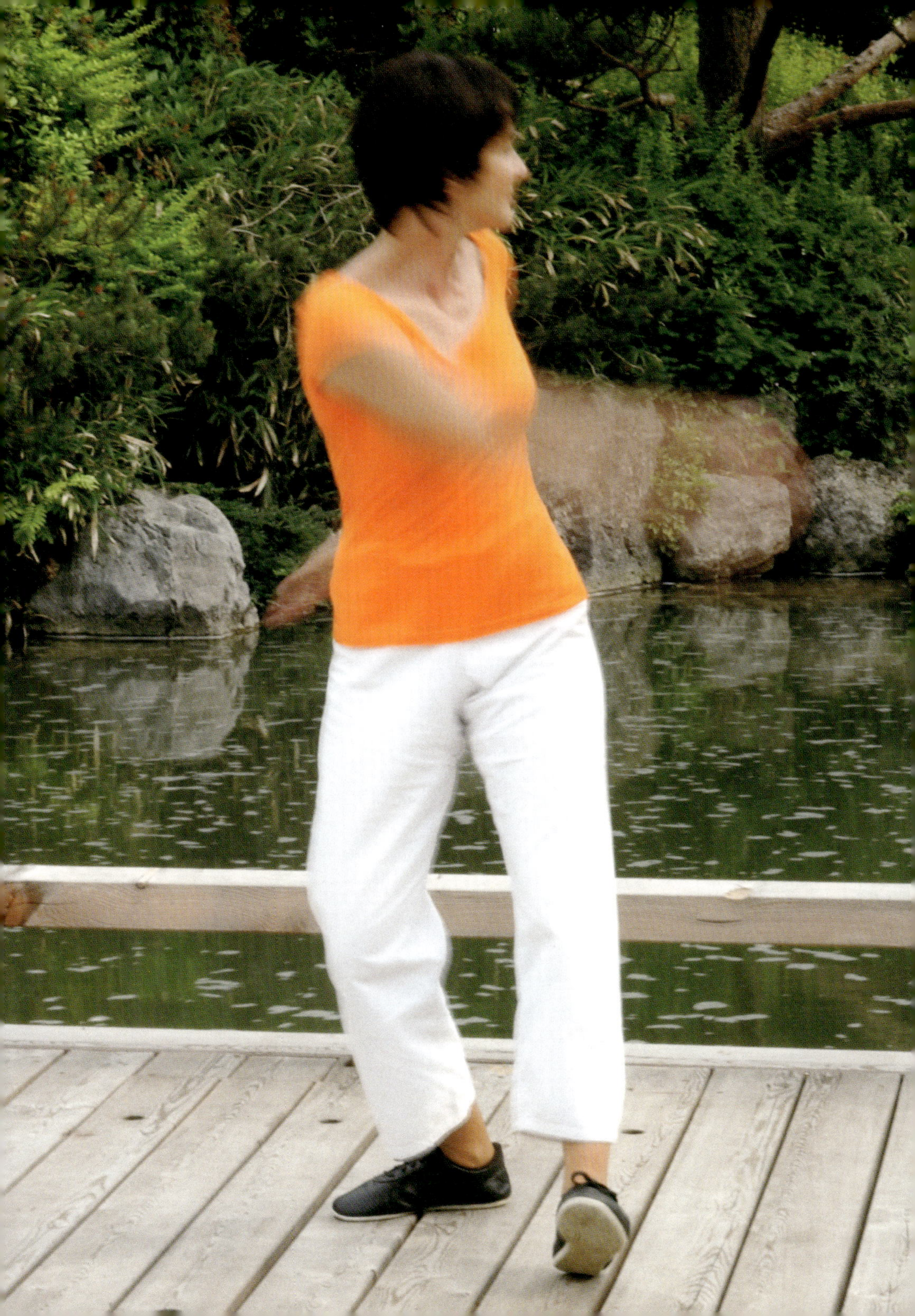

7 Die Fußgelenke lockern und »ölen«, indem Sie in einen Fuß sinken, den anderen anheben und ihn in beide Richtungen drehen. (Falls nötig, mit einer Hand an der Wand abstützen.)

8 Wippen Sie in den Knien auf und ab, und lassen Sie Schultern, Arme und Handgelenke so locker, dass alles mit in Bewegung kommt, ohne selbst aktiv zu sein. Lassen Sie in entspannter Aufrichtung los, so dass die Bewegung in Armen und Händen geschehen kann.

Durch die Lockerungsübungen lösen sich alle Blockaden, alles Schlechte wird nach unten herausgeschüttelt.

Die Tai-Chi-Prinzipien

- Entspannung und Gelassenheit
- Lotrechte Aufrichtung zwischen Himmel und Erde
- Zentrierung und Standfestigkeit
- Stabilität und Verwurzelung
- Unten schwer, oben leicht
- Gleichgewicht und Balance in allen Lagen
- Steuerung aus der Mitte (»Unteres Dantien«)
- Kraftentwicklung aus dem »Unteren Dantien« heraus
- Fließende Bewegungen
- Anreicherung und Steuerung des Qi
- Gezielte Energieentwicklung
- Achtsamkeit und erhöhte Wahrnehmung
- Reaktionsvermögen
- Natürliche sanfte Muskelspannung
- Natürliche Reflexe
- Geduld und innere Ruhe
- Gelassenheit, Gleichmut, Harmonie
- Intuition
- Bewusstheit und Offenheit
- Fairness im Wettkampf

Zhanzhuang – stehen wie ein Baum (Stehende Säule)

Diese Stehmeditation vermittelt uns ein tiefes Gespür für die richtige Haltung. Die Korrektur der Haltung – vor allem in Schultern und Lendenwirbelsäule – führt zu einer umfassenden Schonung der Bandscheiben und zur Entspannung der Muskeln, Sehnen und Bänder sowie des Geistes. Der innere und der äußere Körper können miteinander verschmelzen.

▶ Suchen Sie sich einen angenehmen Platz, und stellen Sie sich in den Grundstand Wu Chi, die Knie leicht gesunken. Ihr Körpergewicht ruht ganz gleichmäßig auf beiden Füßen, auf Ballen und Fersen. Spüren Sie die Erde unter den Füßen, und stellen Sie sich vor, dass Ihre Füße Wurzeln schlagen.

▶ Ihr Scheitelpunkt (Baihui/siehe Grafik Seite 20) ist wie an einem goldenen Faden an der Decke aufgehängt, wodurch sich die Halswirbelsäule entspannt aufrichtet und somit verlängert. Das Kinn ist folglich ein kleines bisschen nach unten gezogen.

▶ Die Zunge liegt locker oben am Gaumen hinter den Schneidezähnen an. Der Kiefer ist leicht geöffnet und der Mund geschlossen.

▶ Ihr Körper hängt nun gerade am Scheitelpunkt herab. Entspannen Sie langsam und aufmerksam von oben nach unten, lassen Sie die Schultern und die Arme los, ohne den Brustkorb zu verschließen und ohne irgendwo zusammenzufallen. Sinken Sie aufrecht in die Füße, und lassen Sie Kreuzbein und Steiß locker herabhängen. Der Körper wird durchlässig, die Meridiane öffnen sich.

▶ Der Druck auf Ihre Bandscheiben (das sind die gallertartigen Puffer in den Zwischenräumen der Wirbelsäule) löst sich. Stehen Sie genau zentriert, so wirken die Kräfte symmetrisch auf diese »Stoßdämpfer«. Eine einseitige Abnutzung der Bandscheiben wird durch diese Übung verhindert.

Die Kraft des Geistes

»Wer in seinem Körper das Unkörperliche gestaltet, der hat einen festen Halt.«
Chuang Tse

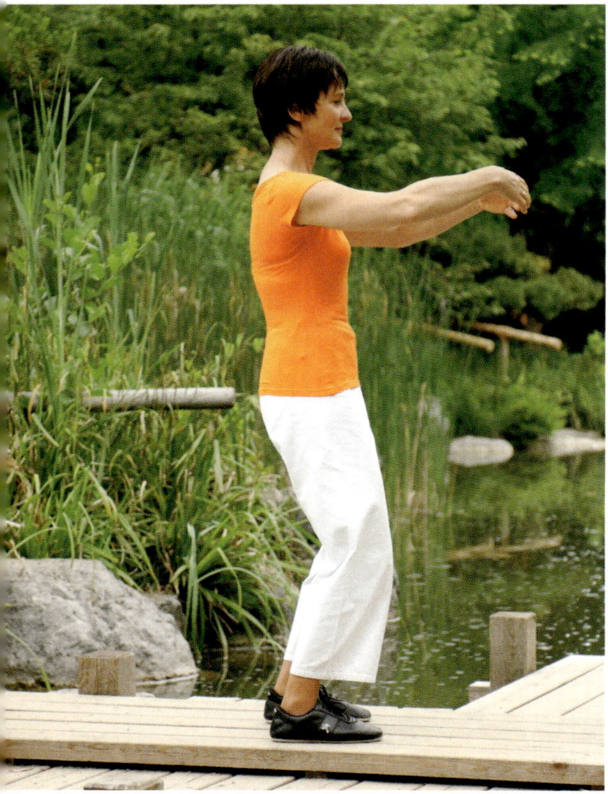

Das Stehen mit gesunkenem Kreuzbein und nach hinten geöffneter Lendenwirbelpartie (siehe Grafik Seite 31) fällt Ihnen vermutlich zunächst schwer. Das wirkliche Loslassen in diesem Bereich ist ein Prozess, der sich erst im Lauf des Übens einstellt.

▶ Ihr Blick ruht entspannt vor Ihnen auf dem Boden, und Sie entwickeln ein angenehmes Bild in sich. Sie können sich zum Beispiel vorstellen, wie Sand in ein Wasserglas hineinrieselt. Er sinkt langsam auf den Grund hinab und bleibt dort liegen. Genießen Sie die Stille, und werden Sie ganz ruhig.

▶ Tun Sie nichts mit Gewalt! Bewegen Sie immer wieder alle Gelenke. Öffnen Sie sie in alle Richtungen durch sanftes Drehen und Loslassen.

▶ Beobachten Sie kleine Veränderungen im Körper, ohne sie zu kontrollieren. Der Körper darf dabei leicht schwanken.

Zhanzhuang, die stehende Säule, ist Haltungskorrektur und Meditation in einem.

▶ Korrigieren Sie Ihren Stand immer wieder!

▶ Die Aufmerksamkeit kehrt immer wieder in Ihre Mitte zurück.

▶ Werden Sie immer nachgiebiger und durchlässiger. Die phasischen Muskeln sollten sich entspannen. Sie balancieren sich intuitiv über die Haltemuskulatur aus, empfinden sich allmählich als eine Einheit.

▶ Kleine automatische Bewegungen und Strömungen breiten sich im ganzen Körper lockernd aus, und Sie werden sich Ihrer inneren und äußeren Struktur bewusst. Dadurch gewinnen Sie die Fähigkeit zur Kontrolle über alle Körperteile und -bewegungen.

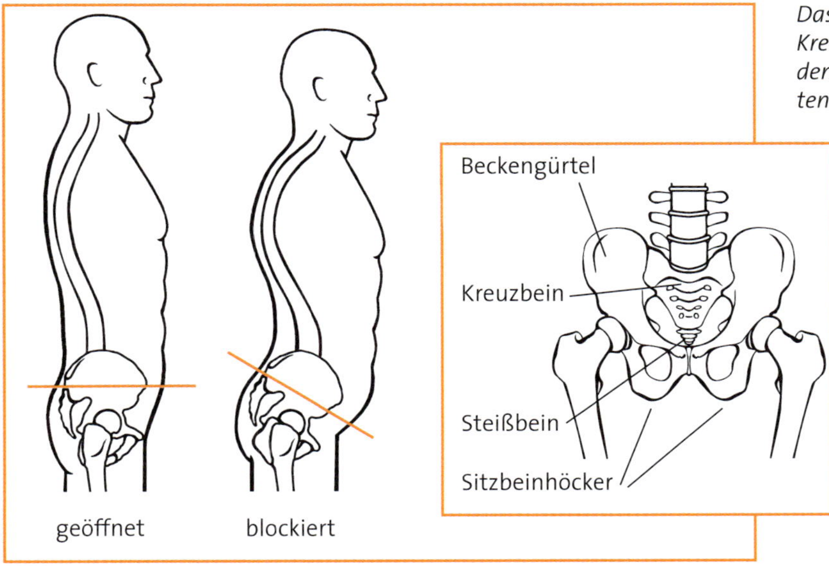

Das gesunkene Kreuzbein öffnet den Becken-Leisten-Bereich.

▶ Sie werden unten herum schwerer und oben herum leichter – unten Yin und oben Yang. Kopf und Brust werden leer, das »Untere Dantien« wird voll.

▶ Nehmen Sie nun die Arme dazu, führen Sie sie langsam bis auf Brusthöhe, die Handflächen sind zum Körper gerichtet, so als hielten Sie einen dicken Energieball zwischen Händen und Brust (»Mittleres Dantien«). Die Ellenbogen liegen entspannt und gelöst auf einem Luftpolster.

▶ Lassen Sie immer wieder in den Schultern los, und atmen Sie in Ihrer Vorstellung in die Arme hinein aus. Spüren Sie den Atem dort hineinströmen, bis in die Fingerspitzen.

▶ Sie können sich auch vorstellen, einen Wasserball unter den Ellenbogen zu halten. Sie müssen aufpassen, dass dieser Ball nicht vom Wasser unter Ihren Armen herausgespült wird.

Tipp

Üben Sie Zhanzhuang zu Beginn maximal 5 Minuten! Steigern Sie die Dauer allmählich. Verzeihen Sie sich anfängliche Schwächen und Spannungschmerzen. Solange Sie noch irgendwo fest sind, kann es sogar zu Taubheitsgefühlen kommen.

Innere und äußere **Balance** erlangen

Wie ein Bambus im Wind

Standfestigkeit und Unerschütterlichkeit können wir alle brauchen. Standhaft bleiben, den eigenen Standpunkt behaupten, ohne starr und unbeweglich zu werden – diese Haltung hilft uns in allen Lebenslagen.

Beim Tai Chi, ursprünglich als »weiche oder Innere Kampfsportart« entwickelt, ist Standfestigkeit ein zentrales Thema. Die zähe Kraft hat ihren Ursprung an der Stelle der Jongquan-Punkte, den »Sprudelnden Quellen« (siehe Grafik Seite 20). Hier nehmen wir Qi auf und hier verwurzeln wir uns. Die Füße sind unser Fundament.

Der erste Schritt

Auch eine Reise von 5000 Kilometern beginnt mit einem einzigen Schritt. Wichtig ist das tägliche Üben, und wenn es nur 5 Minuten sind. Nach etwa 6 Wochen stellt sich die Entspannung und somit das Wohlbefinden ein.

▶ Begeben Sie sich in den Grundstand Wu Chi, und stellen Sie sich vor, dass Ihre Füße Wurzeln schlagen. Sie sind ein Bambus oder eine Weide. Ihre Aufmerksamkeit ruht in den Füßen, das Gewicht ist gleichmäßig verteilt, die Knie befinden sich über den Füßen, die Schultern sind über den Hüften, nicht davor und nicht dahinter. Verweilen Sie zentriert in Stille, im Wu Chi, und öffnen Sie dabei alle Muskeln, Sehnen und Gelenke. Das Qi fließt frei und ungehindert durch Ihren Körper.

▶ Nun stellen Sie sich vor, dass leichter Wind aufkommt. Sie pendeln darin leicht mit, ohne sich zu entwurzeln. Ihre Aufmerksamkeit ruht in den Fußsohlen. Spüren Sie die Gewichtsverlagerungen, prägen Sie sich das Gefühl ein, das dabei entsteht, und finden Sie nach einer Weile mit dem sich legenden Wind in Ihren Mittelpunkt zurück. Das Gewicht ruht wieder gleichmäßig auf Ballen und Fersen beider Füße.

▶ Die Energie sammelt sich jetzt im »Unteren Dantien«. Verharren Sie einen Moment lang in dieser Position in völliger Ruhe, und gehen Sie dann zur nächsten Übung weiter.

Tai-Chi-Schreiten – gehen wie auf dünnem Eis

Aus der Stille beginnt die Bewegung. Diese Gehübung, auch als Meditation zu betrachten, schult unser Gleichgewichtsgefühl sowie unsere Zentrierung und innere Ruhe.

Wir üben das Aufsetzen des »leeren« Fußes (leer heißt hier ohne Gewicht) auf der Ferse, was für alle Tai-Chi-Formen die Basis bildet. Alle Figuren des Tai Chi haben ihre Wurzeln in den Füßen.

▶ Ihre Arme hängen entspannt an den locker gelassenen Schultern herab, die Finger befinden sich in ihrer natürlichen Haltung, also leicht gekrümmt, ohne Spannung.

▶ Sie kommen aus dem Grundstand Wu Chi, lassen das Gewicht gerade hinunter in den rechten Fuß sinken, »leeren« dadurch den linken und geben in den Knien nach. Lassen Sie im Hüfte-Leisten-Bereich deutlich los, und setzen Sie die Ferse des linken Fußes locker nach vorn auf, in der Weite eines normalen Schrittes. (Immer daran denken: unten schwer, oben leicht!) Die Ferse wird zunächst nicht belastet, sie kann jederzeit zurückgeholt werden. Dann rollen Sie das Gewicht langsam und fließend in den linken vorderen Fuß, bis er ganz »voll« ist, also das gesamte Gewicht darauf ruht. Das Kreuzbein sinkt durch Loslassen im Lendenwirbelbereich und der hintere rechte Fuß rutscht durch die Entspannung in der Leiste von allein unter den senkrechten Körper.

▶ Stellen Sie nun den rechten Fuß, wie zuvor den linken, »leer« auf der Ferse nach vorn, lassen Sie Ihr Gewicht allmählich hineinfließen, bis er ganz »voll« ist. Gehen Sie vorwärts, ohne irgendwohin zu wollen, in langsamem, gleichmäßigem Tempo, wie auf dünnem Eis.

Tipp

Integrieren Sie das Tai-Chi-Schreiten als Gehmeditation in Ihr tägliches Leben, am besten im Park oder in der freien Natur, aber auch in der Wohnung. Atmen Sie dabei bewusst tief und gleichmäßig, ohne die Frequenz künstlich zu verlängern.

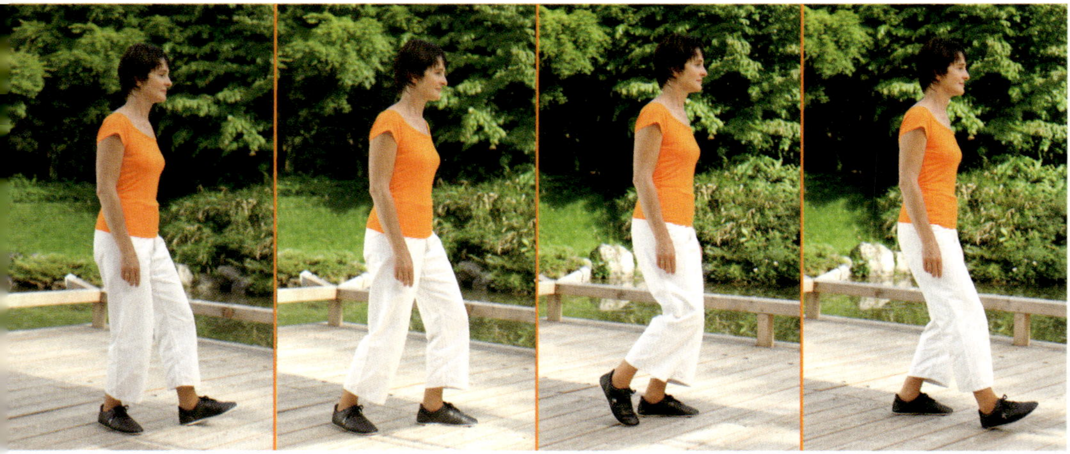

Gleichgewicht, Aufrichtung und Meditation im Gehen: Das Gewicht fließt langsam von einem Fuß in den anderen.

▶ Sie haben alle Zeit der Welt, Sie atmen ruhig und gelassen. Sie neigen sich weder vor noch zurück.

▶ Sie bleiben zentriert, das Kreuzbein gesunken, und verweilen in Ihrer Mitte. Sie können so, entspannt und achtsam, auf alle Umstände angemessen reagieren, wenn es nötig ist.

▶ Die Aufmerksamkeit ist zunächst in den Fußsohlen, dann in den Knien und schließlich im »Unteren Dantien«. Dieses empfinden Sie als ruhenden, beweglichen Energieball.

▶ Haben Sie Ihre Balance gefunden, so heben Sie den Blick von den Füßen bis auf Augenhöhe empor.

▶ Sie können den jeweiligen Arm zum Fuß in sanft fließender Bewegung mit anheben und bei der Gewichtsverlagerung wieder sinken lassen.

▶ Sie können auch hin und wieder den »leeren« Fuß anziehen und Ihr Gleichgewicht noch mehr prüfen.

▶ Anschließend führen Sie das Gleiche rückwärts aus, wobei Sie die Zehen »leer« aufsetzen und dann das Gewicht langsam über den Ballen in den ganzen Fuß rollen lassen.

Kleine Zirkusnummer

Diese Übung wurde von Daniel Grolle im Rahmen des Kinder-Tai-Chi entwickelt. Sie dient der Verbesserung von Geschmeidigkeit und Lockerheit im Hüft- und Leistenbereich.

▶ Nehmen Sie einen Besen zur Hand. Allerdings wird er diesmal nicht zum Kehren benutzt. Schrauben Sie stattdessen den Stiel ab.

▶ Stellen Sie sich in den »Bogenstand« (siehe dazu Seite 59), und balancieren Sie den Besenstil auf einem oder auf zwei Fingern, ohne dass Sie sich dabei aus dem Bogenstand heraus bewegen.

▶ Agieren Sie aus den Hüften und dem Kreuzbein heraus, und lassen Sie die Arme möglichst ruhig.

▶ Sehen Sie während des Balanceakts unbedingt ständig auf die Spitze des Stiels, sonst klappt es nicht!

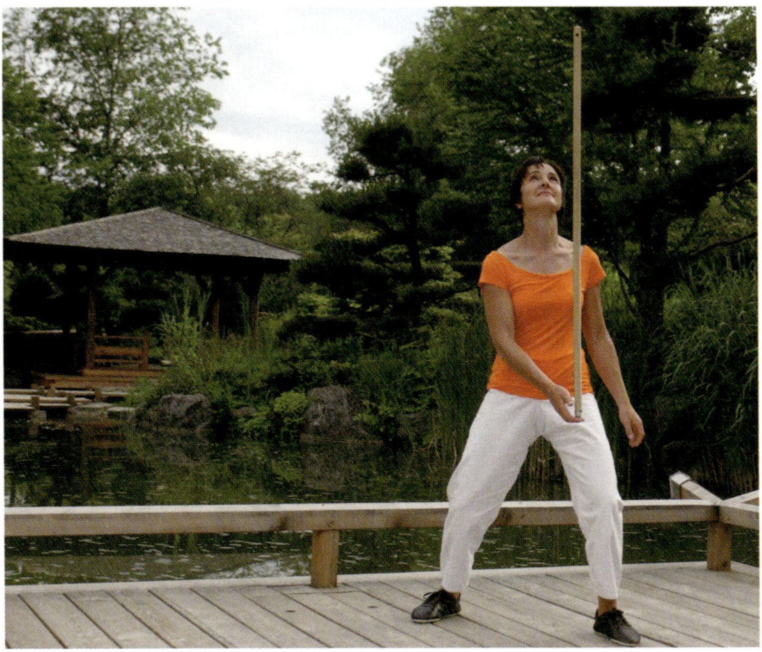

Unterbrechen Sie Ihre Hausarbeit einmal mit einer kleinen Geschicklichkeitsübung, die die Weichheit in den Hüften und das Sinken des Kreuzbeins trainiert: Schrauben Sie den Stil von Ihrem Besen, und balancieren Sie ihn auf zwei Fingern.

Energie tanken – das Qi vermehren

► *Übungen für mehr Lebensenergie*

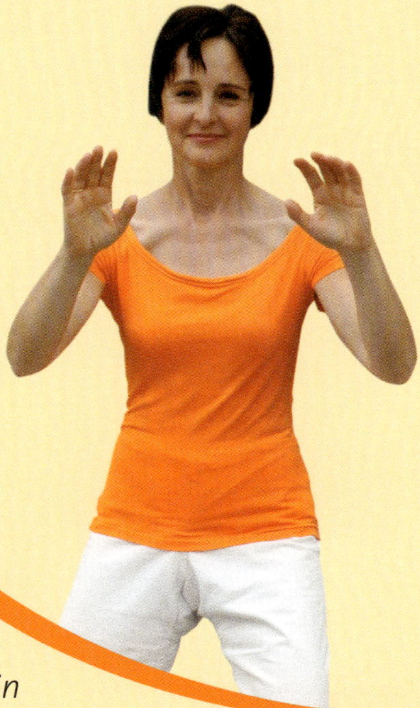

Wer braucht nicht einen Bauch voll Energie? Mehr Leistung, mehr Erfolg, störungsfrei funktionieren – das sind die Dinge, die in der immer härter werdenden Arbeitswelt benötigt werden. Mit Tai Chi versetzen Sie sich in die Lage, Ihre Energie – das Qi – zu erforschen, zu potenzieren und zu steuern.

Übungen für mehr **Lebensenergie**

Das Qi fühlen

▶ Sie stehen im Grundstand Wu Chi. Legen Sie Ihre Hände auf das »Untere Dantien« (siehe Grafik Seite 20), und massieren Sie es im Uhrzeigersinn etwa 18-mal und anschließend in der anderen Richtung ebenfalls 18-mal.

Das Qi wurzelt in den Füßen, entfaltet sich in den Beinen, folgt den Befehlen des Zentrums (»Unteres Dantien«) und zeigt sich in den Händen. Von den Füßen über die Beine und das Zentrum erfolgt die Bewegung in vollkommener Einheit.

▶ Dann lassen Sie die Hände auf dem »Unteren Dantien« liegen (Frauen legen dabei die linke Hand über die rechte; Männer die rechte über die linke). Versuchen Sie, Ihr Qi zu spüren: ein leichtes Kribbeln in den Handflächen, ein Zirkulieren, die Wärme im Unterbauch – jeder empfindet es ein bisschen anders.

▶ Nach 3 bis 5 Minuten legen Sie die Handflächen aneinander, reiben sie ein paar Mal und ziehen sie etwa 10 Zentimeter vor dem »Mittleren Dantien« auseinander. Spüren Sie in die Handflächen hinein – Sie sollten jetzt einen leichten Magnetismus und eine Wärmeentwicklung empfinden.

Das Qi wecken

▶ Sie stehen wieder im Grundstand Wu Chi, die Lendenwirbelpartie ist ausgehängt, »Das Tor des Lebens« (siehe Seite 24) geöffnet. Die Schultern sind entspannt, die Brust ist leer, ohne dass Sie nach vorn zusammensinken. Sie stehen aufrecht, wobei die Arme entspannt an den Schlüsselbeinen herabhängen, die wichtige Bindeglieder zwischen Rumpf und Hand sind.

▶ Ihre Absicht, Ihr inneres Steigen von unten her, treibt nun Ihre völlig entspannten Arme ohne Kraftaufwendung empor (1).

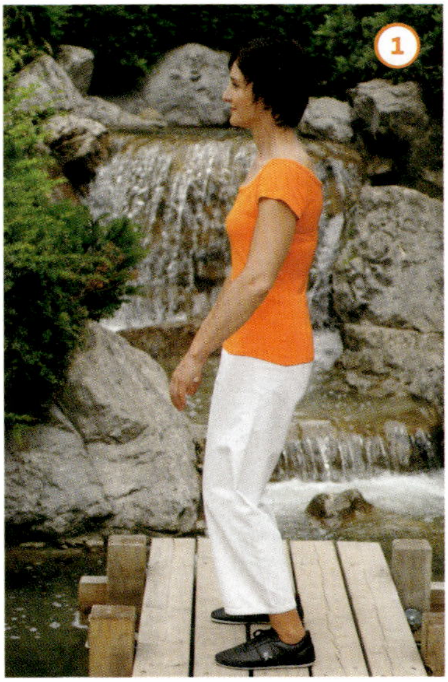

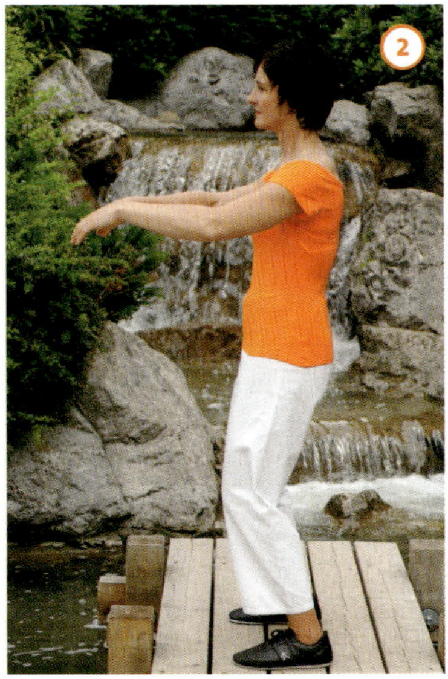

»Das Qi wecken« öffnet die Meridiane, also die Leitbahnen im Körper, und lässt die Lebensenergie, das Qi, von unten her aufsteigen.

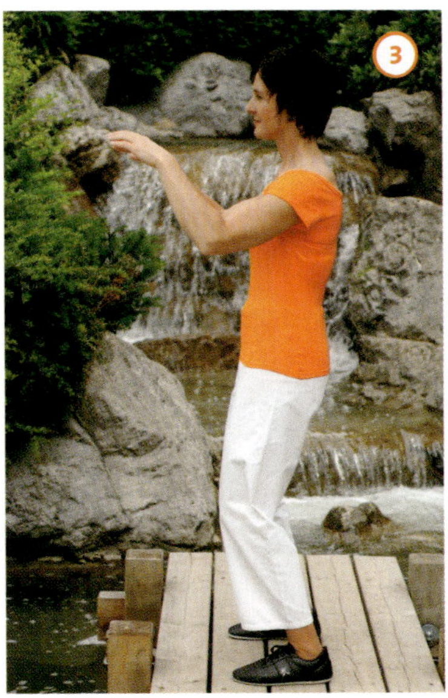

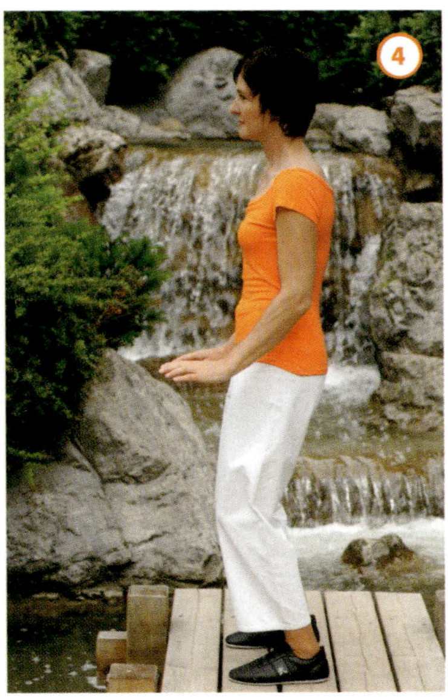

»Lass das Qi ohne Unterbrechung fließen, so dass es keinen Ort gibt, den es nicht erreichen kann.«
Wu Yuxiang

▶ Sie spüren dabei zuerst die Füße, die sich leicht in den Boden stemmen, dann die Knie, die ein bisschen aus der Beuge nach oben kommen, danach Kreuzbein und Rücken in langsam sich entwickelnder Aufrichtung und schließlich die Schultern, die die Arme nachziehen. Auf diese Weise verspüren Sie keinerlei Anstrengung. Ihre Arme fühlen sich an, als würden sie von unsichtbaren Fäden nach oben gezogen oder von steigendem Wasser hinaufgetragen. Ihre Meridiane öffnen sich, und das Qi steigt auf.

»Wo der Geist hingeht, geht auch das Qi hin«, heißt es in den klassischen chinesischen Schriften.

▶ Ihre Arme befinden sich nun entspannt auf Schulterhöhe (2).

▶ Beginnen Sie, von unten her zu sinken. Sie werden unten schwer, Sie spüren die Erdanziehung, die Fußsohlen, die Knie, die etwas nachgeben, das Kreuzbein, das sinkt, »Das Tor des Lebens«, das sich öffnet, den Rücken, der sich Wirbel für Wirbel entspannt, die Schultern, die loslassen, und schließlich die Ellenbogen, die die Hände mit hinunterziehen (3). Das Qi fließt durch den Körper hinab zum »Unteren Dantien«, wo es sich sammelt, bis es erneut in Bewegung gebracht wird (4).

▶ 3-mal wiederholen.

Wolkenhände – das Qi bewegen

▶ Sie stehen im so genannten Reiterstand, das heißt ungefähr jeweils zwei Fuß breit nach jeder Seite über Schulterbreite hinaus. Die Fußspitzen dürfen etwas nach außen zeigen.

▶ Sie halten eine imaginäre, fußballgroße Energiekugel vor dem Bauch. Eine Hand hält die Kugel von unten, die andere von oben. Lassen Sie die Kugel zwischen den Händen hin und her rollen, und spüren Sie Ihr Qi darin. Sie werden ganz ruhig. Ohne Zeitempfinden geben Sie sich ausschließlich der kreisenden, fließenden Bewegung Ihrer Hände hin und denken an nichts. Ihre ganze Aufmerksamkeit ist beim Qi in Ihren Händen.

▶ 16- bis 32-mal wiederholen.

Tipp

Ziehen Sie lockere, durchlässige Kleidung und flache Schuhe mit dünnen Sohlen an. Trainieren Sie bei offenem Fenster, aber ohne Zugluft. Oder gehen Sie in den Garten, in einen Park oder in den Wald. Nehmen Sie immer etwas zu trinken mit, am besten Tee oder Wasser.

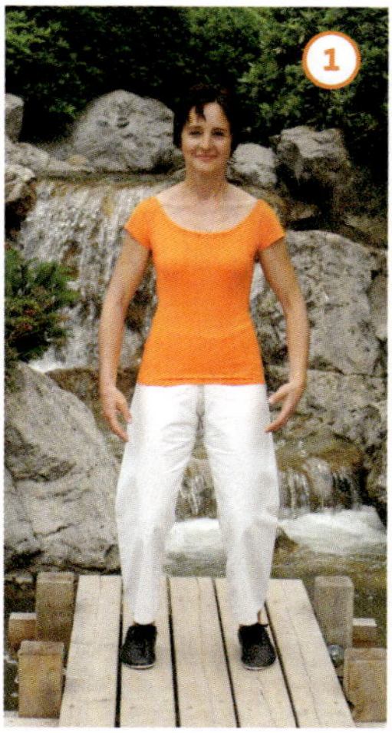

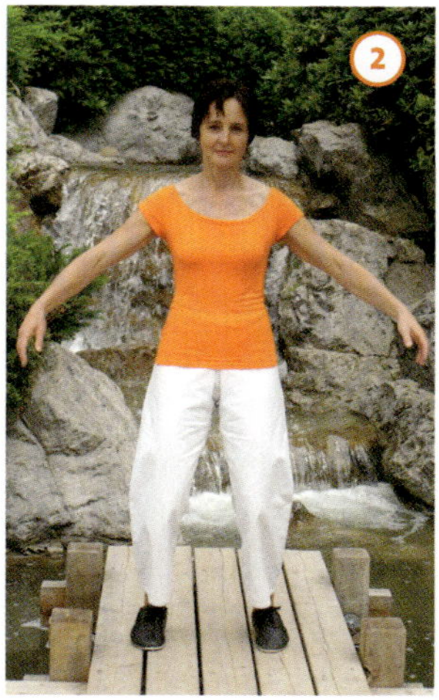

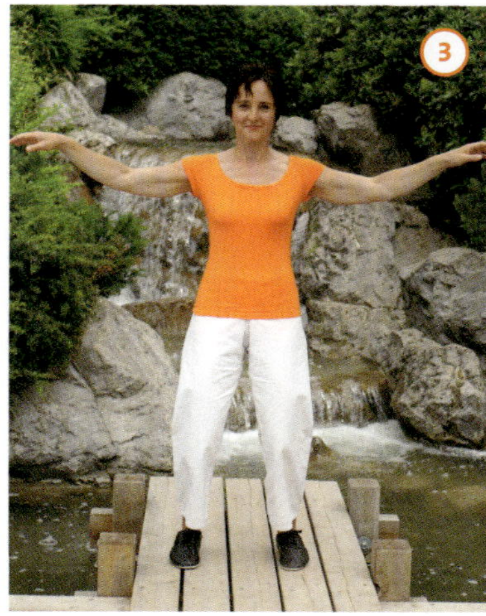

Der Adler fliegt – das Qi harmonisieren

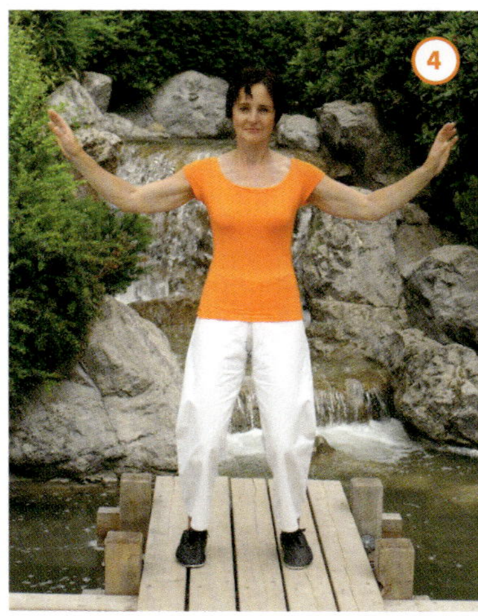

Diese kleine Übung, die wie viele Tai-Chi-Übungen wilden Tieren abgeschaut ist, ist gut gegen Schwindel und Kopfdruck und stärkt Ihre Balance.

▶ Sie stehen im Wu Chi. Sinken Sie ein wenig in die Knie, um dann langsam ins Steigen überzugehen (1). Mit Ihrem Steigen von unter her nehmen Sie langsam die Arme seitlich des Rumpfes mit nach oben. Sie sollten von Ihrer inneren Aufrichtung mit emporgezogen werden, ohne Anstrengung, wie von Wasser getragen oder von unsichtbaren Fäden gezogen (2, 3).

▶ Mit dem Herabsinken auf die Fußsohlen, dem Nachgeben der Knie und dem inneren Sinken werden Ihre Arme weich mit herabgezogen, um dann wieder Ihrem Steigen von unten her zu folgen. So bewegen Sie sich auf und ab, wie ein majestätischer Adler am Himmel (4).

▶ Mindestens 16-mal wiederholen.

»Der Adler fliegt«: Beim »Steigen« der Flügel ein-, beim »Sinken« ausatmen.

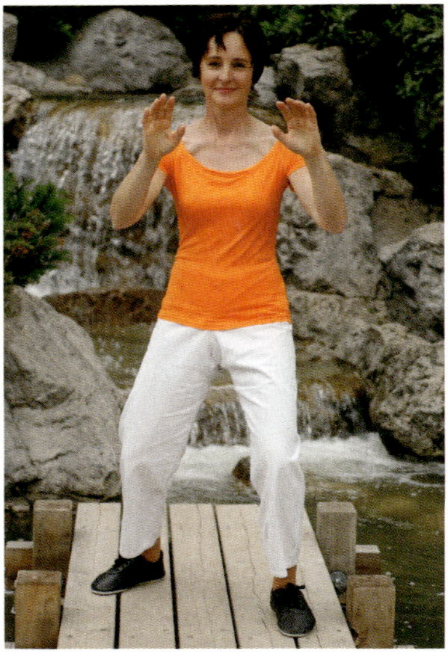

Den Kreis zeichnen – das Qi leiten

Mit dieser sanften Übung fördern Sie den ruhigen, gleichmäßigen Atem und die Qi-Versorgung.

▶ Sie stehen im Parallelstand, sinken ein wenig in die Knie und lassen die Arme parallel vor dem Körper nach oben bis auf Brusthöhe treiben. Das Tempo der Bewegung ist langsam und fließend, die Arme sind leicht, wie von Wasser getragen.

▶ Dann führen Sie die Arme seitlich auseinander und fahren mit den Händen um einen imaginären großen Ball herum, bis Sie mit beiden Händen vor dem »Unteren Dantien« ankommen – ohne den Körper aus der Zentrierung zu bringen. Dann die Arme wieder parallel anheben.

▶ Mindestens 8-mal wiederholen.

»Der Push«: frische Energie aufnehmen und die verbrauchte wieder abgeben

Der Push – Qi-Austausch

Diese Übung ist eigentlich ein Bild aus dem Tai Chi Chuan und seiner Anwendung in der Selbstverteidigung, dem partnerschaftlichen Spiel oder Wettkampf der Push Hands (Tuishou), bei dem man versucht, den Gegner bzw. den Mitspieler aus dem Stand zu bringen. Dieses »Pushen« funktioniert nicht durch Muskel-, sondern durch Qi-Kraft.

Sie trainieren diesen Bewegungsablauf jedoch zunächst, um ein tieferes Verständnis der Qi-Steuerung zu bekommen, um verbrauchtes Qi abzugeben und frisches aus der Umgebung aufzunehmen.

Füße, Beine und Hüften müssen bei allen Bewegungen als Ganzes handeln.

▶ Stellen Sie sich in den »Bogenstand« (siehe Bild und Grafik Seite 59). Kreuzbein und Steiß sind gesunken, die Schultern entspannt, die Arme leicht angewinkelt, die Hände ein wenig nach vorn vor der Brust wie lauschende Ohren aufgestellt.

▶ Ihr Gewicht ruht zu 70 Prozent auf dem hinteren Fuß. Sie spüren Ihr Qi im »Unteren Dantien«. Dort sammelt es sich.

▶ Verlagern Sie nun langsam Ihr Gewicht vom hinteren auf den vorderen Fuß (zu 70 Prozent), wodurch Ihre Arme entspannt und locker nach vorn geschoben werden.

▶ Erinnern Sie sich: Die Bewegung entsteht in den Füßen. Sie bekommt Kraft und Steuerung aus dem »Unteren Dantien« und der Hüfte und erhält ihre Ausprägung in den Händen.

▶ Das Qi steigt aus dem »Unteren Dantien«, fließt durch die Schultern in die Arme und aus den Händen hinaus.

▶ Sinken Sie in gleichmäßigem, fließendem Tempo langsam auf den hinteren Fuß zurück, wobei Ihre Arme der Bein- und Hüftbewegung folgen. Die Ellenbogen sinken entsprechend der Rückwärtsbewegung und ziehen die Hände nach.

▶ Frisches Qi fließt aus der Umgebung in Ihre Hände, durch die Arme, die Schultern und ins »Untere Dantien«, wo es sich sammelt. Sie schöpfen Kraft daraus, geben sie wieder in den »Push«, und der Kreislauf beginnt von neuem.

▶ 8- bis 16-mal wiederholen.

Achtung: Das belastete Knie muss immer über der Fußspitze bleiben, um Halt vom Fuß zu bekommen. Wenn das Knie vorn oder seitlich über den Fuß hinausragt oder verdreht ist, wird es überlastet, und es kann zum »Tai-Chi-Knie« kommen, das sind Knieschmerzen durch Überanstrengung.

Erzwingen Sie nichts mit Gewalt, bleiben Sie trotzdem in Ihrem regelmäßigen Übungsrhythmus. Wenn etwas nicht gleich gelingt und nicht sofort Erfolg bringt, lassen Sie los, machen Sie eine Pause, und beginnen Sie noch einmal von vorn.

Die Bewegung aus der Mitte

Das »Untere Dantien«, der Speicher des Qi, ist auch unser Kraft- und Steuerzentrum.

▶ Sie stehen im Grundstand Wu Chi, Knie leicht gebeugt. Legen Sie die Hände auf das »Untere Dantien«, und drehen Sie sich langsam nach links und rechts. Die horizontale Achse der Hüften und Schultern soll nicht verschoben werden. Ein unsichtbares elastisches Band verbindet Hüft- und Schultergelenke.

Loslassen und gut **verwurzelt** sein

- *Mit dem Partner ins Gleichgewicht*
- *Special: Tai Chi fürs Büro*
- *Stabilität und Beweglichkeit üben*

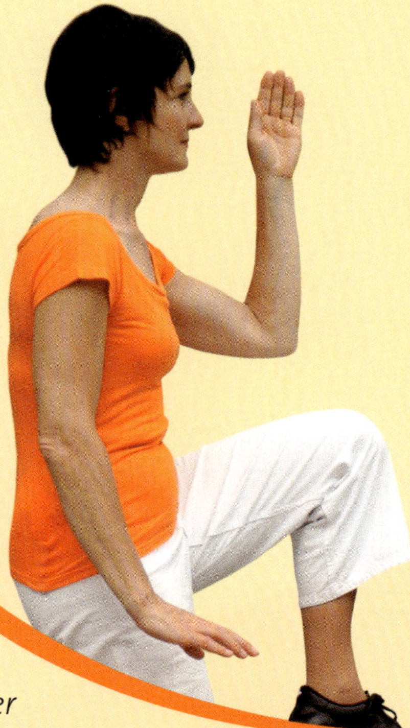

Gemeinsam zur Entspannung finden, erfahren, was loslassen heißt und wie es sich anfühlt. Machen Sie sich mit Ihrem Lebenspartner oder Ihrer Freundin einen Wellness-Abend der besonderen Art. Aber auch allein können Sie das Loslassen und die innere und äußere Balance trainieren und Blockaden abbauen.

Mit dem **Partner** ins **Gleichgewicht**

Das Geschehenlassen

Tai Chi bedeutet, den mittleren Weg gehen, die Gelöstheit mit Struktur, die die phasischen Muskeln entlastet, indem Haltemuskulatur und Qi die Arbeit übernehmen.

Loslassen ohne zu erschlaffen ist das Schwierigste für den Menschen. Katzen sind uns da meilenweit voraus. Während wir unsere Gelöstheit mit dem Heranwachsen verlieren, perfektionieren Katzen ihre Fähigkeit bis zur blitzartigen Schnelligkeit aus der völligen Entspanntheit im Augenblick heraus. Am besten können Sie diese Gelöstheit zu zweit erlernen.

▶ Stellen Sie sich im 90-Grad-Winkel zueinander in den Parallelstand. Stehen Sie aufrecht und entspannt, leicht in die Knie gesunken. Der zu Lösende lässt die Arme hängen und schließt die Augen. Er versinkt innerlich in dem Mantra, nichts zu tun, absolut passiv zu sein und die Schultern, Arme und Hände ganz dem Gesetz der Schwerkraft zu überlassen.

▶ Ihr Partner lässt Ihren Arm sanft zwischen den Händen hin- und herpendeln (1). Er ist so achtsam, dass er sofort spürt, wenn der Arm blockiert und nicht locker und passiv schwingt. Der Behandelte wiederholt still das Mantra: »Ich brauche keine Angst zu haben. Der Arm ist sicher im Schultergelenk aufgehängt, welches wiederum eine stabile Verbindung zu Schlüsselbein, Brustbein und Schulterblatt hat.«

▶ Ihr Arm wird ganz schwer, er löst dadurch die hochgezogenen Schultern, richtet die Halswirbelsäule auf und dehnt die Halsmuskulatur. Das Geschehenlassen, das Nichtstun, das Loslassen im Arm ist bei wirklichem Abschalten ein echtes Wellness-Gefühl.

▶ Wichtig ist, dass Ihr Partner ebenfalls ganz entspannt und mit viel Ruhe und Zeit mitarbeitet und dieses stille Zusammenstehen genießt.

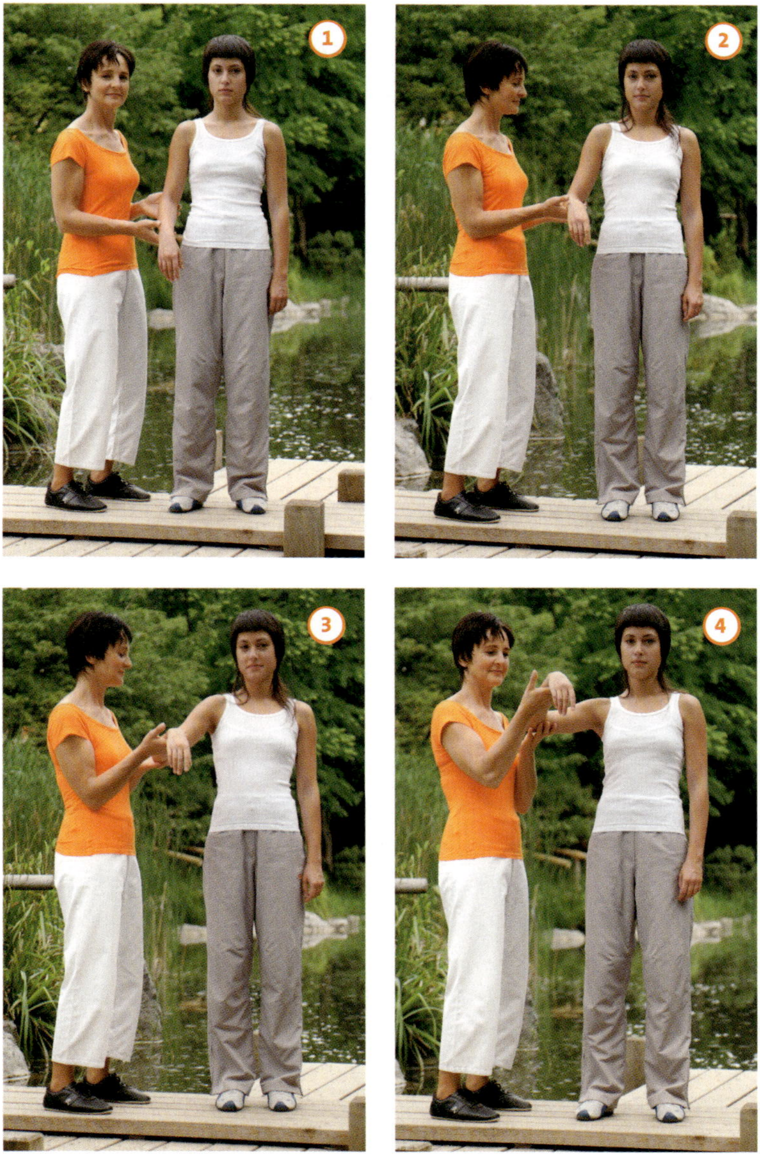

»Das Geschehenlassen«: Nicht vergessen, dass das Loslassen in den Schultern nichts mit Kollabieren, also mit In-sich-Zusammenfallen, zu tun hat. Sie bleiben zentriert und aufrecht, beide Schultern sind auf einer Höhe.

▶ Ihr Partner kippt nun Ihren Ellenbogen sanft nach oben und lässt ihn in seine Hand zurückfedern. Dann kippt er den Unterarm zur Schulter und fängt ihn beim Herabfallen auf. Das natürliche Gewicht des Arms muss auf seine Hand fallen (2 bis 4, Seite 47).

▶ Die meisten Menschen halten den Arm zuerst selbst fest, so dass er in der Luft hängen bleibt. Sie müssen sich immer wieder daran erinnern, loszulassen, den Arm der Schwerkraft folgend herabfallen zu lassen. Nicht an den Arm denken!

▶ Schließlich lässt Ihr Partner Ihren Arm und Ihre gelösten Finger durch seine Hand gleiten und herabfallen. Ihre Hand klatscht an den Oberschenkel, wenn Sie wirklich loslassen.

▶ Der Aktive hat nun bereits viel vom Passiven gelernt und kann beim Positionstausch einiges in die Übung mitnehmen.

Nehmen Sie sich besonders für die Partnerübungen viel Zeit! Nur wenn Sie sich dabei wirklich hingeben und versenken, werden Sie verstehen, was Loslassen bedeutet. Dann wird das Üben zum Genuss. Körper und Geist werden eine Einheit, die Haut bis in jede Pore hinein sensibilisiert.

Aus »du und ich« wird »wir«

Kraftübertragung und sanftes Mitfließen, darum geht es in dieser Übung des Drückens und Folgens.

▶ Stellen Sie sich hintereinander, wie immer aufrecht und gelöst. Derjenige, der zuerst hinten steht, legt seine Hände weich und entspannt der Form des Körpers angepasst auf die Schulter seines Partners. Das ganze Gewicht seiner Hände ruht auf der vorderen Person (1).

▶ Üben Sie nun einen leichten Druck auf die Schultern Ihres Partners aus (2 bis 4).

▶ Der Partner soll den Druck aufnehmen, ihm folgen, ohne davor »zu flüchten«. Der Druck kann abwärts, vorwärts, zur Seite oder als Zug nach hinten geschehen. Es gibt beim Mitgehen alle Möglichkeiten: in die Knie sinken, den Rücken runden oder nach hinten biegen usw. Lässt der Druck nach, so fließt der Partner wieder intuitiv in die Aufrichtung zurück.

▶ Sie sind dabei beide elastisch, beweglich und leicht im Rumpf und stabil und schwer in den Füßen.

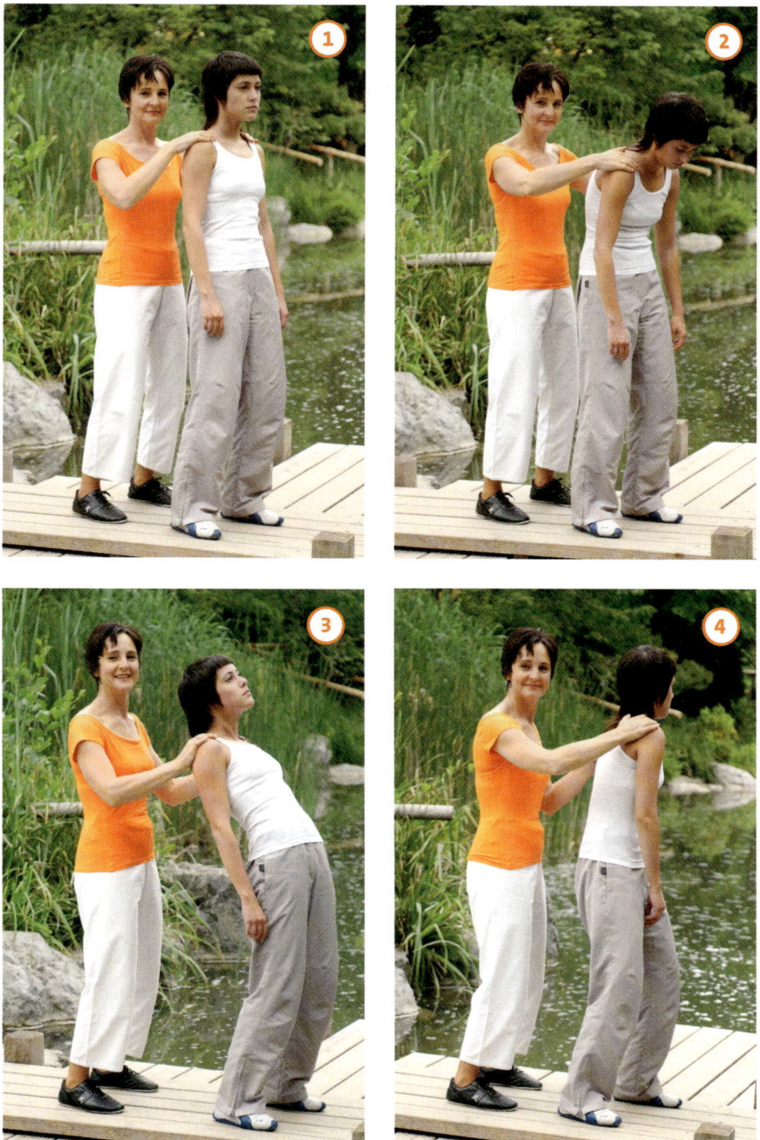

»Aus ›du und ich‹ wird ›wir‹«: Geben Sie sich ganz der Führung des Partners hin. Und nicht vergessen: Die Bewegung nicht machen, sondern geschehen lassen!

▶ Es gibt kein denkendes Ausweichen, sondern nur intuitives Folgen, Nachgeben, ohne die eigene Stabilität zu verlieren. Mitgehen ohne Basis hieße, den eigenen Weg zu verlassen.

▶ Während Sie den Druck wieder lösen und Ihr Partner Ihren Händen zurück in die natürliche Aufrichtung folgt, bleibt der Kontakt von Händen und Schultern erhalten.

▶ Sie geben aus einer starken Struktur heraus nach, ohne die eigene Mitte zu verlieren.

In den klassischen Schriften heißt es: Der Körper muss so empfindsam sein, dass selbst die Berührung einer fallenden Feder bemerkt wird. Er sollte so nachgiebig sein, dass selbst das Aufsetzen einer Fliege ihn in Bewegung bringt.

▶ Rufen Sie sich auch die Übung »Wie ein Bambus im Wind« (Seite 32) ins Gedächtnis zurück, um nicht das Gleichgewicht zu verlieren. Immer gut verwurzelt in der Erde bleiben! Das bedeutet ein Nachgeben in den Knien und ein Biegen des Oberkörpers nach vorn, zur Seite oder nach hinten, je nachdem, von wo der Druck oder der Zug kommt.

▶ Beide Partner lernen bei dieser Übung das Hineinspüren in den anderen und das Feingefühl für die jeweilige Situation.

▶ Sie entwickeln mit dieser Übung allmählich eine feine Aussteuerung Ihres Körpers.

Wieder hat der Aktive bereits viel gelernt und vielleicht sogar Rückschlüsse daraus auf das ganze Leben gezogen. Körper und Geist werden im Tai Chi immer gleichzeitig trainiert. Widerstände und Blockaden sollen abgebaut werden, und wir sollen in einen offenen, mitfühlenden und aufmerksamen Fluss des Lebens eintreten.

Das Sprungfederprinzip

Teil 1: Ihr Partner steht wieder im Parallelstand vor Ihnen.

▶ Aus dem Druck in der vorigen Übung wird nun ein sanftes Anstoßen mit weicher, entspannter Hand, zunächst von hinten an die Schulter – links und rechts im unregelmäßigen Wechsel.

▶ Ihr Partner geht weich und elastisch mit dem Stoß mit und schwingt zurück wie eine Sprungfeder oder ein Stehaufmännchen. Er lässt sich dabei nicht entwurzeln. Alles, was Stand gibt, ist erlaubt, nur nicht das Versetzen der Füße. Den Rücken weich nach vorn oder nach hinten schwingen und biegen, die Hüften und Knie sind dabei ebenfalls weich und nachgebend.

Teil 2: Ihr Partner steht im »Bogenstand« (siehe Seite 59) vor Ihnen.

▶ Sie stoßen oder drücken an seinem Arm (Bild unten). Er nimmt den Stoß bzw. Druck auf, ohne die natürliche Grundspannung zu verlieren. Der Arm federt automatisch mit dem Druck des Partners wie eine Sprungfeder mit und in seine Ausgangsposition zurück.

▶ Nicht denken und machen, sondern geschehen lassen, genau so wie eine Sprungfeder funktioniert, wenn man sich darauf setzt und wieder aufsteht.

Achtung: Nie die Knie nach innen klappen lassen, sonst überanstrengen Sie Ihre Gelenke. Immer die Knie über den Füßen lassen, damit sie Halt haben.

In den klassischen Schriften heißt es: »Wer den anderen kennt, ist klug, wer sich selbst kennt, ist weise.«

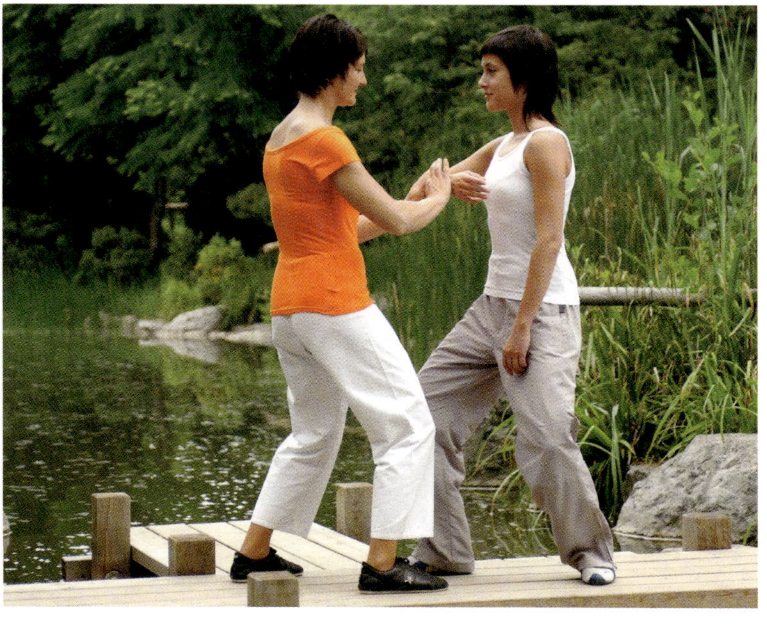

Das »Sprungfederprinzip« bedeutet einfach intuitives Reagieren.

Special: Tai Chi fürs **Büro**

In unserer Zeit tritt Stress von allen Seiten in unser Leben. Ob und wie stark er uns belastet, hängt dabei aber davon ab, wie sehr wir ihn an uns heranlassen. Wir können uns von der Hektik um uns herum irritieren lassen, oder wir können einfach davon abschalten und uns mit all unseren Sinnen auf unsere zu erledigende Arbeit konzentrieren. Je gelassener wir bleiben, desto effektiver sind wir. Die Zeit der Pausen, die wir uns während der Arbeit gönnen, holen wir schnell wieder herein, indem wir immer mal wieder Energie schöpfen und unseren Körper und unseren Geist lockern. Die folgenden Übungen sollen Ihnen den Büroalltag etwas erleichtern.

Haltung bewahren

Das gilt für die geistige genauso wie für die körperliche Ebene. Die innere und äußere Zentrierung stimmt Sie auf einen gut funktionierenden Tagesablauf ein. Sagen Sie sich immer wieder, dass Aufregung und Hektik Sie nicht schneller, sondern weniger effektiv machen.

Der ganze Körper braucht Qi

Durch unsere Kopflastigkeit staut sich das Qi im oberen Teil des Körpers, und die unteren Bereiche können nicht mehr mit genügend Energie versorgt werden.

▶ Kontrollieren Sie bereits auf dem Weg zur Arbeit im Auto, im Bus oder in der U-Bahn Ihre Schultern. Sie sollten, ohne dass Sie zusammensinken, entspannt herabhängen und die Nackenpartie dadurch weit und durchlässig werden lassen.

▶ Ein Keilkissen auf dem Sitz des Bürostuhls bringt Sie mühelos in eine entspannt aufgerichtete Haltung. **Achtung:** In der Aufrichtung nicht versteifen. Immer wieder leicht bewegen und »Das Tor des Lebens« (die Lendenwirbelpartie) öffnen.

▶ Lassen Sie bei der Arbeit am Computer immer wieder bewusst die Schultern sinken, ohne in sich zusammenzusacken.

▶ Pendeln Sie nach dem Abschluss eines Arbeitsgangs ein paar Mal die Arme hin und her.

▶ Strecken Sie die Halswirbelsäule, indem Sie das Kinn ein kleines bisschen nach unten anziehen, und blicken Sie mehrmals abwechselnd nach links und rechts.

Problemzone Schultern lockern

▶ Winkeln Sie Ihre Arme an, und legen Sie Ihre Fingerkuppen auf die Schultern. Rollen Sie die Schultern von vorn nach unten, dann nach hinten, weiter nach oben und abschließend nach vorn. Anschließend in umgekehrter Richtung kreisen.

▶ Jeweils 8 bis 16 Kreise ausführen.

Falsche Bewegungen können wir viele machen – und machen sie täglich. Mit sanften, fließenden Bewegungen fördern wir die Einheit von Körper und Geist.

Die Arme länger werden lassen

▶ Ziehen Sie die linke Schulter in drei Etappen zum Ohr hoch. Der Unterarm bleibt unbeteiligt hängen.

▶ Lassen Sie die Schulter wieder herabfallen.

▶ Ziehen Sie dann die rechte Schulter in drei Etappen zum Ohr, und lassen Sie sie wieder fallen.

▶ Mindestens 3-mal im Wechsel auf jeder Seite ausführen.

Eine Blüte auf- und zugehen lassen

1. Heben Sie die Arme vor dem Körper entspannt bis auf Brusthöhe, ohne dabei die Schultern hochzuziehen, und machen Sie lockere Fäuste, die Handballen zeigen nach unten. Dann schnippen Sie abwechselnd die linke und die rechte Hand auf, und schließen Sie sie wieder zur Faust.

▶ 8-mal wiederholen.

2. Drehen Sie nun Ihre Fäuste um, und öffnen Sie Finger für Finger (mit dem Zeigefinger beginnen), und schließen Sie die Finger anschließend wieder (mit dem kleinen Finger beginnen).

▶ 8-mal wiederholen.

3. Lassen Sie jetzt beide Fäuste im Handgelenk kreisen.

▶ 8-mal wiederholen.

Das Tao am Schreibtisch

Wir kennen ihn alle: den Blackout angesichts einer Flut von Informationen, von Arbeit und Anforderungen im Job und das Gefühl, alles würde uns über den Kopf wachsen. Das tut es aber nicht!
Erkennen Sie das Irrationale dieser Gedanken- und Gefühlsschwemme. Erkennen Sie den illusionistischen Charakter Ihres Ohnmachtgefühls. Machen Sie sich klar, dass der Raum, in dem Sie arbeiten, bis unter die Decke mit Gedanken und Empfindungen gefüllt wäre, wenn diese etwas Reales wären. Sie hätten dann weder Platz noch Luft zum Atmen in Ihrem Zimmer. Aber Sie atmen, wenn vielleicht auch etwas flach. Und auch das lässt sich ändern.

Atemmeditation für mehr Gelassenheit

▶ Setzen Sie sich aufrecht, aber entspannt auf Ihren Stuhl. Spüren Sie ganz bewusst den formlosen Luftzug Ihres Atems an der Nasenspitze kommen und gehen.

▶ Lassen Sie nun den Atem tiefer sinken, bis hinunter ins »Untere Dantien«. Konzentrieren Sie sich eine Weile darauf, wie sich Ihre Bauchdecke hebt und senkt.

▶ Genießen Sie für einige Minuten dieses Gefühl klarer Lebendigkeit, und sagen Sie sich, dass nichts Ihren eigenen Rhythmus stören kann. Sie befinden sich im Fluss, wie das Wasser. Sie sind ganz in Ihrer Mitte, entspannt aufgerichtet.

Stille erzeugen

Meditation bedeutet, einen Zustand der Leere und Stille zu erzeugen, in dem wir erkennen, dass alles einer gemeinsamen Wurzel entspringt und zu dieser zurückkehrt.

▶ Nichts und niemand vermag Sie aus der Ruhe zu bringen, denn nichts von dem, was man von Ihnen erwartet, ist durch Hektik schneller zu erledigen. Denken Sie daran: In der Ruhe liegt die Kraft, Gelassenheit bedeutet Klarheit und Stärke. Mit Ihrer ganzen Aufmerksamkeit beim Atem führen Sie sich zu sich selbst zurück.

▶ Schließen Sie eine Weile die Augen. Lassen Sie nun mit dem Ausatmen den Sauerstoff in die verspannten Regionen des Körpers fließen, zum Beispiel in den Nacken, die Schultern, die Schulterblätter, die Ellenbogen, die Handgelenke, die Wirbelsäule, die Rückenmuskeln.

▶ Spüren Sie, wie das Qi und der Atem dort hineinströmen, wie sich dabei alles lockert, weitet, weich und warm wird. Alle Blockaden lösen sich auf, und Ihr Atem wird dabei noch tiefer und ruhiger.

▶ Sie finden auf diese Weise zurück zum Tao, dem Natürlichen, dem Höchsten, dem Ruhepunkt, aus dem alles entsteht. Sie finden zurück zu Ihren schöpferischen Qualitäten.

▶ Sie können wieder klar denken und handeln, im Hier und Jetzt. Sie werden nun sauber und entspannt eine Aufgabe nach der anderen abarbeiten können, und Sie werden Hetze und Unfreundlichkeit an sich abprallen lassen.

▶ Der Stress zieht mit dem ruhigen Atem wie Wolken an Ihnen vorbei, und Sie werden die Früchte der Gelassenheit bald ernten können.

Machen Sie alle 30 oder wenigstens alle 60 Minuten eine kleine Pause am Computer, und führen Sie einige der hier beschriebenen Übungen durch.

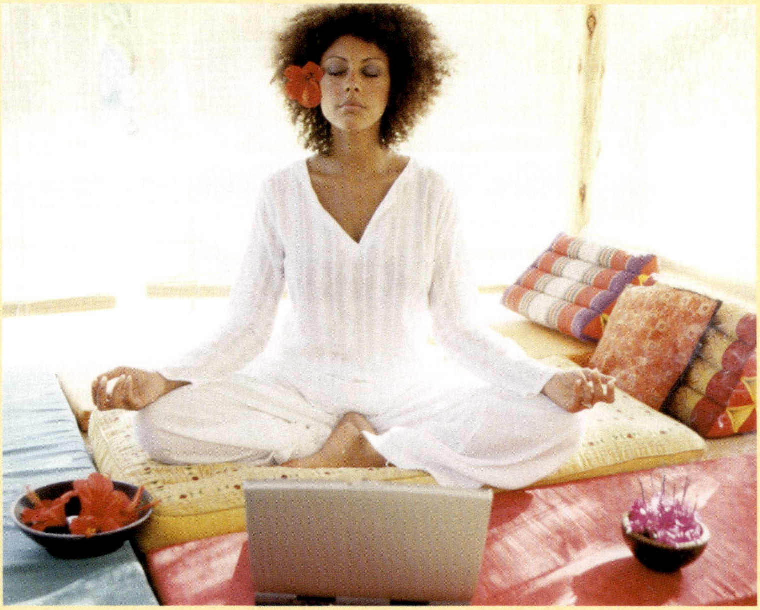

Ruhe finden auch während der Arbeit, ob zu Hause oder in der Firma: Oft reichen schon ein paar Minuten innerer Sammlung, um neue Kraft zu schöpfen.

Stabilität und Beweglichkeit üben

Mit Tai Chi lernen Sie, Ihre inneren und äußeren Blockaden aufzuspüren und sie zu lösen.

Das Loslassen

▶ Stellen Sie sich in den Parallelstand, sinken Sie in die Knie, und lassen Sie die Arme parallel bis auf etwa Schulterhöhe nach oben schwingen. Dort halten Sie kurz inne wie bei einer Schaukel und lassen die Arme dann wieder nach unten fallen, während Sie die Knie wieder strecken. Die Bewegung wird durch das Sinken und Steigen in den Knien hervorgerufen. Die Arme bewegen sich passiv. Loslassen!

▶ Nun drehen die Hüften nach links und rechts, und die Arme fliegen passiv mit, so dass sie an Oberschenkel und Gesäß klatschen.

Die Fußgelenke lockern

▶ Sie sinken in den linken Fuß, verwurzeln sich im Boden und lassen – wie immer – Kreuzbein und Steiß sinken. Ziehen Sie das rechte Bein etwas hoch, und entspannen Sie den rechten Unterschenkel. Drehen Sie das rechte Fußgelenk jeweils 8-mal rechts- und linksherum.

▶ Übung auf dem rechten Bein stehend wiederholen.

Der Goldene Hahn

Diese Figur aus der Yang-Stil-Kurzform nach Cheng Man Ch'ing ist eine hervorragende Gleichgewichtsübung.

»Der Goldene Hahn«: Balance in der Losgelassenheit

▶ Stellen Sie sich entspannt auf den linken Fuß, lassen Sie Kreuzbein und Steiß sinken, und ziehen Sie das rechte Bein so hoch, wie es Ihnen möglich ist. Der gerade, entspannte Rücken und die Nachgiebigkeit im belasteten Knie bringen Ihnen Stabilität und Balance. Heben Sie nun den rechten Arm mit angewinkeltem Ellenbogen. Die Hand ist locker

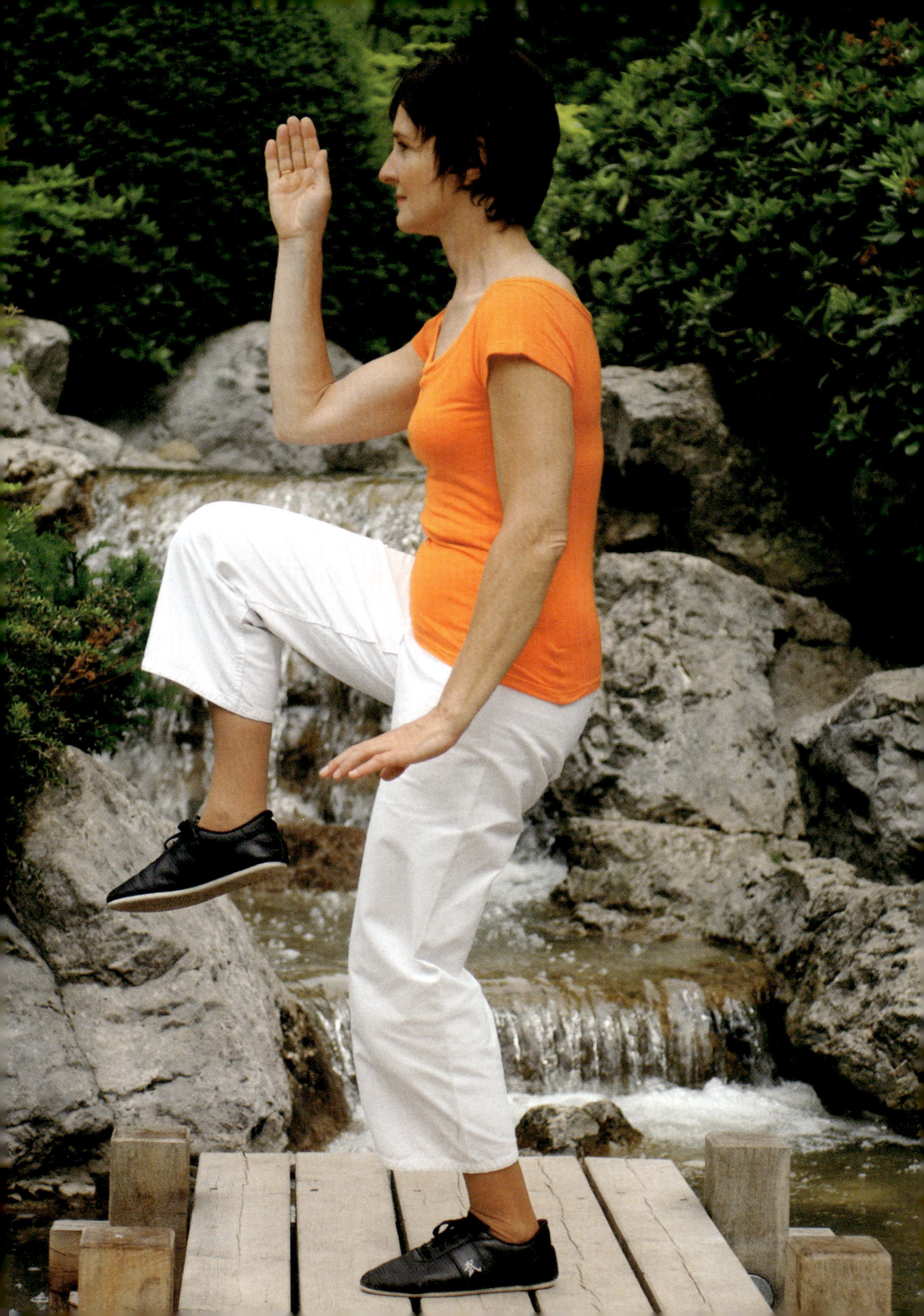

aufgestellt, die Finger zeigen zum Himmel. Der Oberkörper bleibt aufrecht. Die linke Hand ist am herabhängenden Arm ein wenig nach vorn angewinkelt.

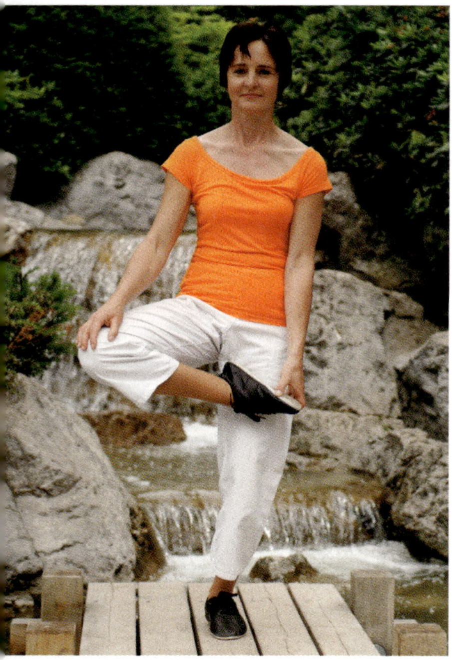

▶ Der Kern der Übung ist die Balance. Sie erhalten wir aus der gelösten aufrechten Haltung heraus, wobei das Becken leicht zurückgekippt ist.

▶ Stellen Sie nun den rechten Fuß nach vorn ab, sinken Sie hinein, und heben Sie das linke Bein. So wechseln Sie von einem auf den anderen Fuß, und Sie bewegen sich langsam, Stück für Stück, fort.

Stehen wie ein Yogi

▶ Stellen Sie sich in den Parallelstand. Sinken Sie entspannt in den linken Fuß, heben Sie das rechte Bein hoch, fassen Sie den rechten Fuß mit der linken Hand, und ziehen Sie ihn an den linken Oberschenkel. Der Oberkörper bleibt entspannt aufgerichtet! Verharren Sie in dieser Stellung so lange, wie Sie möchten bzw. wie es Ihr Gleichgewicht erlaubt.

▶ Die Übung auf dem rechten Fuß wiederholen. Mit jeweils 3 Minuten beginnen.

»Stehen wie ein Yogi« – das trainiert das Gleichgewichtsgefühl und bringt Sie zur Ruhe.

Der Bogenstand bzw. -schritt – die Basis des Tai Chi

Die größte Stabilität und Handlungsfähigkeit haben Sie im Bogenschritt. Das Gewicht ist dabei stets im Fluss. Die Bewegung geschieht im ständigen Wechsel von Yin (leer und unbelastet) zu Yang (voll und belastet) und umgekehrt, wobei auch diese Qualitäten nie nur das eine sind. Immer ist auch im Yin ein bisschen Yang und im Yang ein bisschen Yin. Sobald eine Kraft eine maximale Ausdehnung erreicht hat, wandelt sie sich ins Gegenteil, entsprechend dem universellen Gesetz des steten Wandels.

▶ Sie begeben sich aus dem Grundstand Wu Chi in den Bogenschritt bzw. -stand. Stehen Sie im Parallelstand (in Schulterbreite), öffnen Sie den rechten Fuß um etwa 45 Grad nach außen, und verlagern Sie das Gewicht dorthin. Der linke »leere« Fuß (ohne Gewicht) wird nun, der Richtung der Fußspitze folgend, »leer« auf der Ferse nach vorn gestellt, so dass der Abstand zwischen den Füßen erhalten bleibt.

»Der Bogenstand«: Im Stand liegt das Gewicht zu 70 Prozent auf dem vorderen und zu 30 Prozent auf dem hinteren Fuß. Beim Bogenschritt wechselt es entsprechend.

Achtung: Nicht den Fuß vor die Ferse des rechten Fußes schieben! Sonst kommen Sie in den Schwebebalkenstand – und der ist instabil. Und: Nie in den Schritt hineinfallen!

▶ Rollen Sie nun das Gewicht langsam fließend auf den vorderen Fuß.

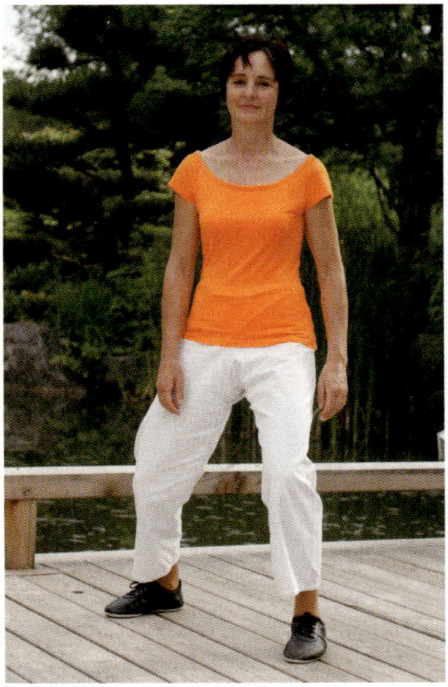

▶ Die Länge des Schrittes richtet sich nach der eigenen Beweglichkeit und Körpergröße. Der vordere Fuß muss auf jeden Fall zurückzuholen sein, ohne dass Sie den hinteren Fuß bewegen. Wer Knieprobleme hat, sollte den Stand weniger tief und weit wählen.

▶ Im Bogenschritt können Sie nun bequem und stabil das Gewicht vor- und zurückverlagern. Es wechselt zwischen 70 und 30 Prozent mal auf dem vorderen, mal auf dem hinteren Fuß. Das Knie sollte dabei nie über die Fußspitze hinauskommen!

Wichtig: Immer das Kreuzbein gesunken lassen, als hinge ein Gewicht am Steiß, das es nach unten zieht. Nur so sind Sie richtig stabil und zentriert und können im Rücken entspannen.

Zum Test der richtigen Haltung und der Erdung können Sie sich von Ihrem Partner oder Ihrer Partnerin von vorn am Arm ziehen lassen. Gelingt es ihm bzw. ihr, Sie aus dem Stand zu bringen, so war das Kreuzbein nicht gesunken und die Füße waren nicht in der Erde verwurzelt.

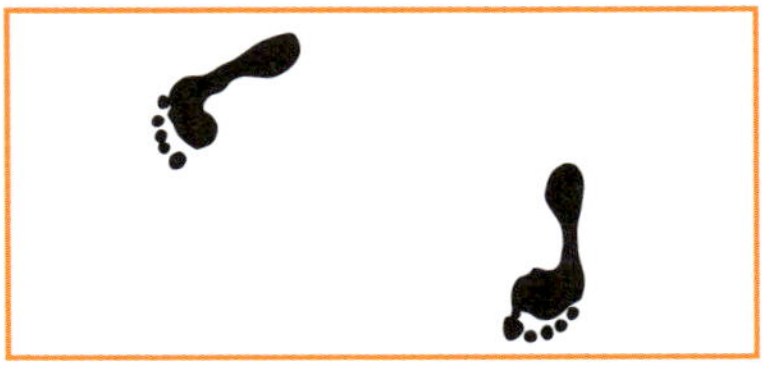

Mit **Tai Chi** im Fluss des Lebens

- *Der Zyklus der fünf Wandlungsphasen*
- *Tai Chi als Meditation*
- *Die Atmung im Tai Chi*

Steigen Sie mit dieser kleinen Tai-Chi-Form der fünf Wandlungsphasen und ihrer Elemente in das Tai Chi ein. Genießen Sie die weichen, harmonischen und entspannenden Bewegungen, mit denen Sie Ihre eigene Natur und Ihren Körper kennen lernen und ihn auf Dauer geschmeidig halten.

Der Zyklus der **fünf Wandlungsphasen**

Mit dem »Zyklus der fünf Wandlungsphasen« bringen wir uns in den Rhythmus der Natur zurück. Wir bewegen uns in natürlicher Geschmeidigkeit durch die (in China fünf) Jahreszeiten Winter, Frühling, Sommer, Spätsommer und Herbst hindurch. Wir spüren dabei ihre Eigenschaften sowie die ihnen zugeordneten Elemente Wasser, Holz, Feuer, Erde und Metall. Wir fließen durch Aufbau und Abbau, durch Oben und Unten, durch vor- und rückwärts gewandte Bewegung.

»In der Bewegung gleiche dem Lauf eines großen Flusses«, empfehlen große Tai-Chi-Meister.

Zur Erklärung des Lebens

Die Fünf-Phasen-Theorie entstand im 5. Jahrhundert v. Chr. in China innerhalb der taoistischen Philosophie. Sie ist ein System, in dem alle Phänomene des Kosmos in fünf grundsätzlichen Prozessen repräsentiert werden. Es ist ein System von Entsprechungen und Mustern zur Erklärung der Lebenserscheinungen und ihrer Wechselwirkungen. Es dient als Grundlage in der traditionellen chinesischen Medizin (TCM), Bezug nehmend auf die Dynamik und Entwicklung der Dinge und Ereignisse.

Die fünf Elemente

Die fünf Elemente sind in der TCM die Grundbestandteile der materiellen Natur. In diesen Elementen gibt es Yin- und Yang-Aspekte, die es gilt, im Gleichgewicht zu halten, damit es nicht zu Erkrankungen kommt. Die Jahreszeiten, die Himmelsrichtungen, unsere Organe und Emotionen werden den fünf Elementen zugeordnet und innerhalb dieser Systematik wird wieder in Yin und Yang unterteilt.

Tai-Chi-Musik für ein angenehmes Training

Schaffen Sie sich für die Durchführung Ihrer Tai-Chi-Übungen eine wohltuende Atmosphäre mit Musik.
Zu empfehlen sind folgende CDs, die Sie im Fachhandel erhalten:

- Zhan-Zhuang-Gong Music (Martial Arts Music for Physical Fitness Produced by Wang Xu-dong/Kolibri Versand)
- Tai Chi
  Oliver Shanti & Friends
- Tai Chi Too
  Himalaya Magic and Spirit
  Oliver Shanti & Friends
- Buddha and Bonsai
  Presented by Sattva Music Vol. 1
- Shanti Family & Friends Vol. 4
  Regimen
  Yi-Ching Music for Health/Kolibri Versand

Die fünf Elemente bilden einen Kreislauf, bei dem ein Element das nächste bedingt und sich in dieses Element wandelt.

Wasser steht für minimale Aktivität, Holz für wachsende Aktivität, Feuer symbolisiert den maximalen Aktivitätszustand am Wendepunkt, Erde drückt Balance und Neutralität aus, und Metall steht für die Abnahme von Aktivität. Hier schließt sich der Kreis zum Wasser, dem Ruhezustand.

Man muss hierbei im Blick behalten, dass die chinesische Kultur und ihr Gesundheitssystem auf einer anderen Sichtweise basiert als die westliche. Körper und Geist werden nicht getrennt gesehen und behandelt. Die TCM weist unseren Organen neben den physiologischen auch emotionale, intellektuelle und spirituelle Eigenschaften und Funktionen zu. Und dabei wiederum bedingt eines das andere, greift ineinander und wandelt sich kontinuierlich.

Bewegung im Fluss der Wandlungsphasen

Klaus und Barbara Moegling haben die kleinen Tai-Chi-Formen, wie beispielsweise das Fünf-Elemente-Tai-Chi, in den 1980er Jahren einer breiten Öffentlichkeit zugänglich gemacht. Diese leicht erlernbaren Bilder- bzw. Schrittabfolgen bieten einen unbeschwerten und schnellen Einstieg ins Tai Chi und seine Basiskomponenten. Sie verhindern eine Überforderung und fehlerhaftes Lernen für den Anfänger, der sich noch nicht für eine bestimmte Tai-Chi-Form und für einen Lehrer entschieden hat.

Denken Sie daran: Wenn Sie sich bewegen, gibt es keinen Körperteil, der sich nicht bewegt!

Die Grundprinzipien des Tai Chi – also entspannte, gelöste Aufrichtung, Gleichgewicht, meditative Aufmerksamkeit, Verwurzelung und Standfestigkeit – werden mit dieser Bewegungsreihe trainiert. Die »fünf Bilder« der Elemente (Wasser, Holz, Feuer, Erde und Metall) und der Jahreszeiten führen uns in einen sanften, steten und ruhigen Fluss, fördern unsere Achtsamkeit, einen ruhigen Atem und unser Koordinationsvermögen. Der kontinuierliche Wechsel zwischen Yin und Yang in Form von Muskelanspannung und -entspannung, zwischen Ein- und Ausatmen, zwischen Annehmen und Abgeben bringt unsere Lebensenergie, unser Qi, und folglich auch unseren gesamten Organismus und unseren Geist in Harmonie.

Üben in der freien Natur

Trainieren Sie im Freien, in einer natürlichen Umgebung, so werden Sie allmählich ein Einswerden mit der Natur erleben. Sie schwingen in allem mit, im sanften Hauch des Windes, im Rauschen der Bäume, im Federn der Erde unter den Füßen und in der Energie des Kosmos.

Der Kreislauf der fünf Elemente mit den jeweils zugeordneten Organen.

Darüber hinaus fördern Sie mit dem Üben im Freien vor allem die Gesundheit Ihrer Speicherorgane mit den ihnen zugeordneten Übungsabschnitten (den »Bildern«). Durch die sanften, die Gelenke »schmierenden« Bewegungen fördern Sie darüber hinaus auch die Gesundheit Ihres Bewegungsapparats.

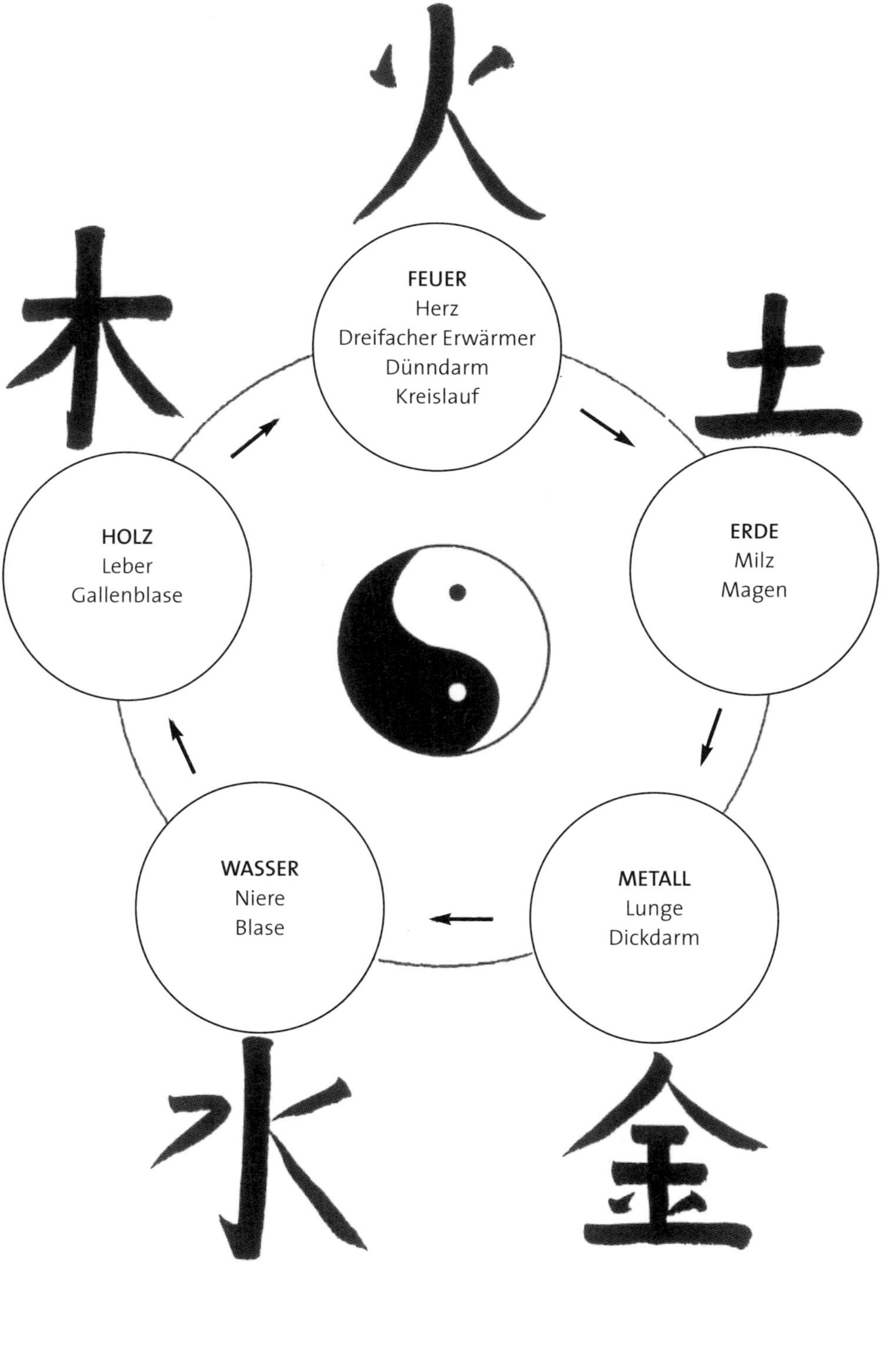
火
FEUER
Herz
Dreifacher Erwärmer
Dünndarm
Kreislauf
土
ERDE
Milz
Magen
金
METALL
Lunge
Dickdarm
水
WASSER
Niere
Blase
木
HOLZ
Leber
Gallenblase

Die Vorbereitung

▶ Stellen Sie sich in den Grundstand Wu Chi. Sinken Sie, und gehen Sie dabei ein wenig in die Knie. Spüren Sie sehr deutlich die Erde unter den Füßen (siehe auch die Übung »Stehende Säule«, Seite 29).

Die vollständige Bewegungsabfolge der fünf Wandlungsphasen sehen Sie auf den Seiten 70 bis 72.

▶ An den Yongquan-Punkten, den »sprudelnden Quellen« (siehe Grafik Seite 20), können Sie am ehesten Ihr Qi spüren. Ein leichtes Kribbeln signalisiert Ihnen, dass Sie Kontakt zum Qi der Erde haben. Stellen Sie sich dabei vor, dass Ihre Füße im Boden Wurzeln schlagen. Die Schultern befinden sich in direkter Linie über den Hüften. Spüren Sie die Verbindung zwischen den Gelenken.

▶ Die Arme hängen locker herab, die Ellenbogen sind gelöst, und der Blick ruht entspannt etwa 2 Meter vor Ihnen auf dem Boden. Sie sind zentriert. Richten Sie Ihre Aufmerksamkeit jetzt von den Füßen hinauf ins »Untere Dantien« (siehe Grafik Seite 20).

▶ Verharren Sie mindestens 3 Minuten mit der Aufmerksamkeit im »Unteren Dantien«, wobei Sie durch minimale Bewegungen immer wieder in allen Gelenken nachgeben und loslassen.

Das Element Wasser

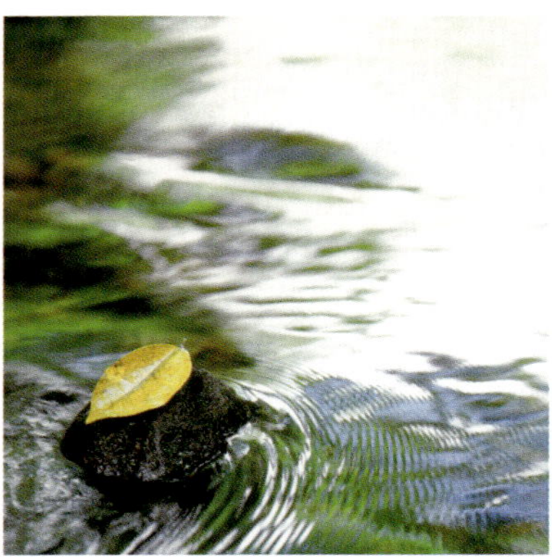

Die fünf Bilder und ihre Bewegungsabfolgen

Sie beginnen mit dem **Wasserelement** (1–5, S. 70/71).

▶ Aus dem Grundstand Wu Chi (Yin und Yang sind miteinander verbunden) richten Sie sich aus den Knien heraus ein wenig auf. Spüren Sie die Verbindung zwischen Hüften und Schultern, Knie- und Ellenbogengelenken, wobei Sie die Arme leicht und ohne Kraft parallel bis auf Schulterhöhe, wie von einer Wasserwelle hinaufgetragen, heben (Yang).

▶ Oben öffnen Sie die Arme kreisförmig, gehen Sie in die Knie, und öffnen Sie die Füße dabei ein wenig nach außen.

▶ Sie schöpfen Wasser (Yin). Dieses Wasser nährt das Wachstum.

Sie fließen allmählich ins **Holzelement** (6–9, S. 70/71) hinüber, indem Ihre Arme mit der Aufwärtsbewegung zu einem Sprössling werden.

▶ Der Sprössling wächst vor Ihrem Rumpf und Gesicht hinauf zu einem Baum (Yang), bis sich schließlich über Ihrem Kopf seine Krone entfaltet. (Die äußere Kraft kommt aus den Unterschenkeln, die Energie aus dem »Unteren Dantien«.)

▶ Die Baumkrone über Ihrem Kopf öffnet sich allmählich, die Arme sinken langsam (Yin).

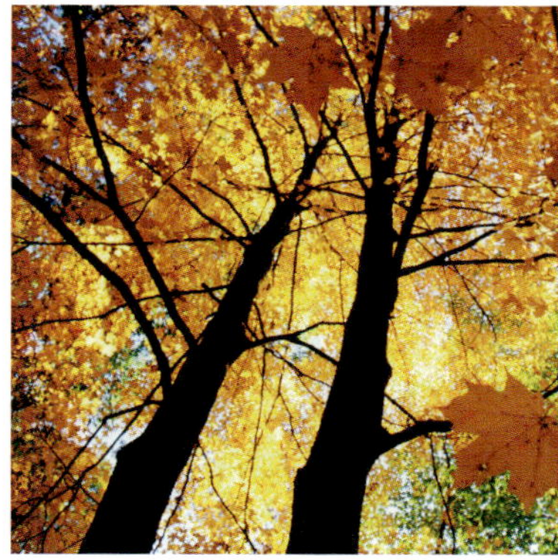

Das Element Holz

Sie fließen hinüber ins **Feuerelement** (10–19, S. 70/71), das durch das Abgeben und Aufnehmen von Energie symbolisiert wird.

▶ Das Gewicht sinkt in den rechten Fuß.

▶ Heben Sie die linke Fußspitze an, drehen Sie sich in einer fließenden Bewegung auf der linken Ferse um 90 Grad nach links. Ihre Arme sinken bis auf Brusthöhe, und die Handflächen drehen sich nach außen.

▶ Verlagern Sie das Gewicht auf den vorderen Fuß. Die Arme werden durch die Energie-Kraft-Entwicklung im »Unteren Dantien« und durch Ihre Gewichtsverlagerung nach vorn geschoben. Sie geben Energie ab (Yang).

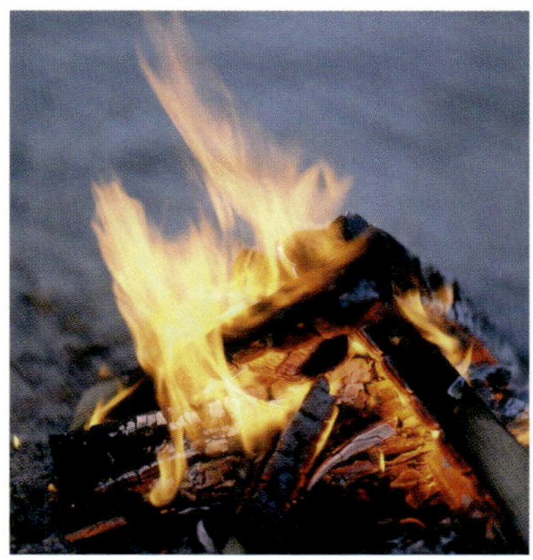

Das Element Feuer

Wichtig: Während Sie das Gewicht verlagern, bleiben beide Füße stabil auf dem Boden! Das Knie darf nicht über die Fußspitze ragen. Die Schultern bleiben über den Hüften.

▶ Die Arme fließen nur so weit nach vorn, wie der Schwung aus der Hüfte sie treibt. Nicht durchstrecken! Alles bleibt weich und rund in natürlicher Spannung!

▶ Mit dem Zurücksinken in den hinteren Fuß hebt die vordere Fußspitze wieder ab.

Der Energiefluss ist wie Seide, die sich von einem Kokon abspult.

▶ Wenden Sie dabei die Handflächen auf Brusthöhe zum Körper. Sie nehmen Energie auf (Yin).

▶ Drehen Sie wieder zur Mitte zurück. Beide Füße stehen für einen Moment parallel auf dem Boden, und in den Armen, vor Ihrer Brust, halten Sie einen imaginären dicken, runden Energieball.

▶ Nun drehen Sie auf die gleiche Weise nach rechts, stellen Sie die Handflächen nach außen, und lassen Sie die Arme mit der Gewichtsverlagerung in den rechten Fuß wieder nach vorn treiben. Sie geben Energie ab (Yang). Mit dem Zurückrollen nehmen Sie wieder Energie auf (Yin), wobei sich die Händflächen wieder zum Körper richten.

▶ Nehmen Sie den Energieball in den Armen mit zur Mitte. Das Gewicht sinkt in beide Füße.

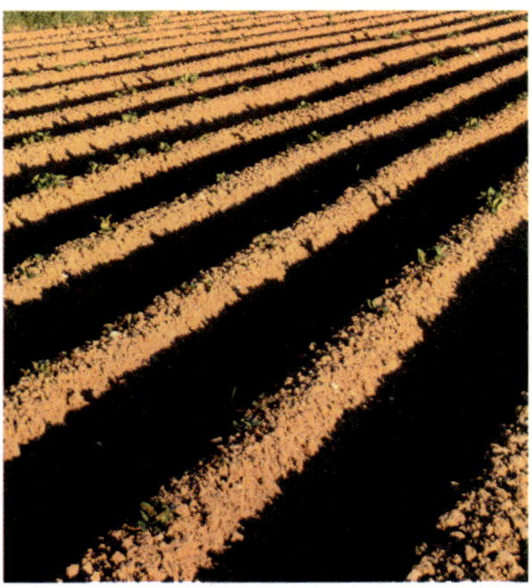

Das Element Erde

Sie bewegen sich in das **Erdelement** (20–24, S. 70/71) hinein.

▶ Die Hände gleiten sozusagen um die Erdkugel herum. Sie greifen in die Erde hinein (Yang) und sammeln die Früchte der Erde ein, indem Sie die Handgelenke überkreuzen.

▶ Anschließend geben Sie davon etwas an die Erde zurück (Yang), indem Sie die Handflächen zum Körper und dann nach unten wenden. Sie können sich dabei auch vorstellen, dass Sie das Qi aus der Erde einsammeln (Yin) und danach welches zurückgeben (Yang).

In der Erde entstehen Mineralien und Erze. Aus Erz wird Metall gewonnen. Sie gleiten ins **Metallelement** (25–35, S. 72) hinein, indem Sie Ihre Arme zunächst einfach loslassen.

▶ Mit einer leichten Gewichtsverlagerung in den linken Fuß hinein lassen Sie die Arme parallel nach links emportreiben. Die rechte Ferse hebt dabei etwas ab.

▶ Die Bewegung beginnt wie immer von unten her, setzt sich in den Schultern fort und zieht die Arme locker, ohne Krafteinsatz zum Himmel hinauf (Yang). Atmen Sie dabei ein.

▶ Mit beiden Armen über dem Kopf, zentrieren Sie das Gewicht auf beide Füße, so dass die Hände in gleicher Höhe über Ihrem Kopf stehen, um gleich wieder mittig, wie an einer Metallsäule, zur Erde hinabzugleiten (Yin). Atem Sie dabei aus, entspannen Sie mit dem langsamen Sinken der Arme Wirbel für Wirbel durch den aufrechten Körper hindurch bis in die Füße hinunter, und spüren Sie das Qi in sich hinabströmen.

▶ Mit der Gewichtsverlagerung nach rechts und der Aufwärtsbewegung der Arme nach rechts oben atmen Sie wieder ein (Yang). Wenden Sie sich auf beiden Füßen stehend wieder zur Mitte, und lassen Sie erneut die Arme mit Ihrem Atem zusammen hinabsinken (Yin).

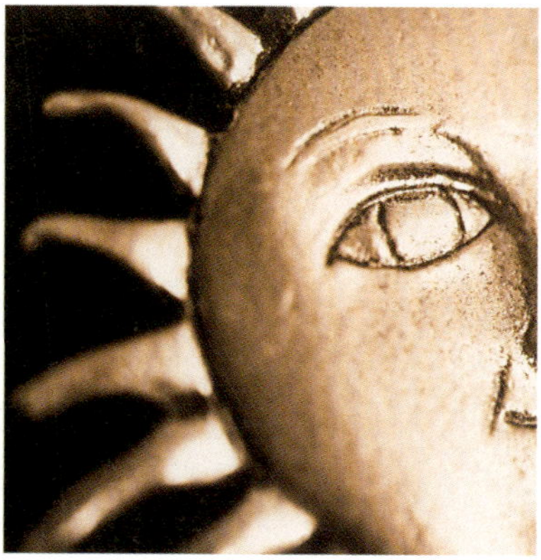

Das Element Metall

In fließender Bewegung steigen Sie erneut von der Welle getragen ins Wasserelement, denn Metall wird vom Wasser aus der Erde gewaschen. Das Qi steigt nach oben, dann wieder hinab usw. Sie wiederholen diesen Kreislauf so oft Sie wollen in einem gleichmäßigen Fluss, ohne Stillstand, und schließen stets mit dem Erdelement ab.

▶ Versuchen Sie jedes Bild nachzuempfinden.

▶ Genießen Sie jede Bewegung in ihrer langsamen Entwicklung von Yin zu Yang und umgekehrt.

▶ Sind Sie mit dem Ablauf vertraut, integrieren Sie den Atem in die Bewegungen: Nach vorn oder oben atmen Sie ein, zurück oder nach unten aus. Achten Sie darauf, den Atem tief sinken zu lassen und die Bewegung dem eigenen Atemrhythmus anzupassen, sonst kommt es zu Blockaden im Brustraum.

Bleiben Sie während des gesamten Bewegungsablaufs immer in einem gleichmäßig langsamen Tempo.

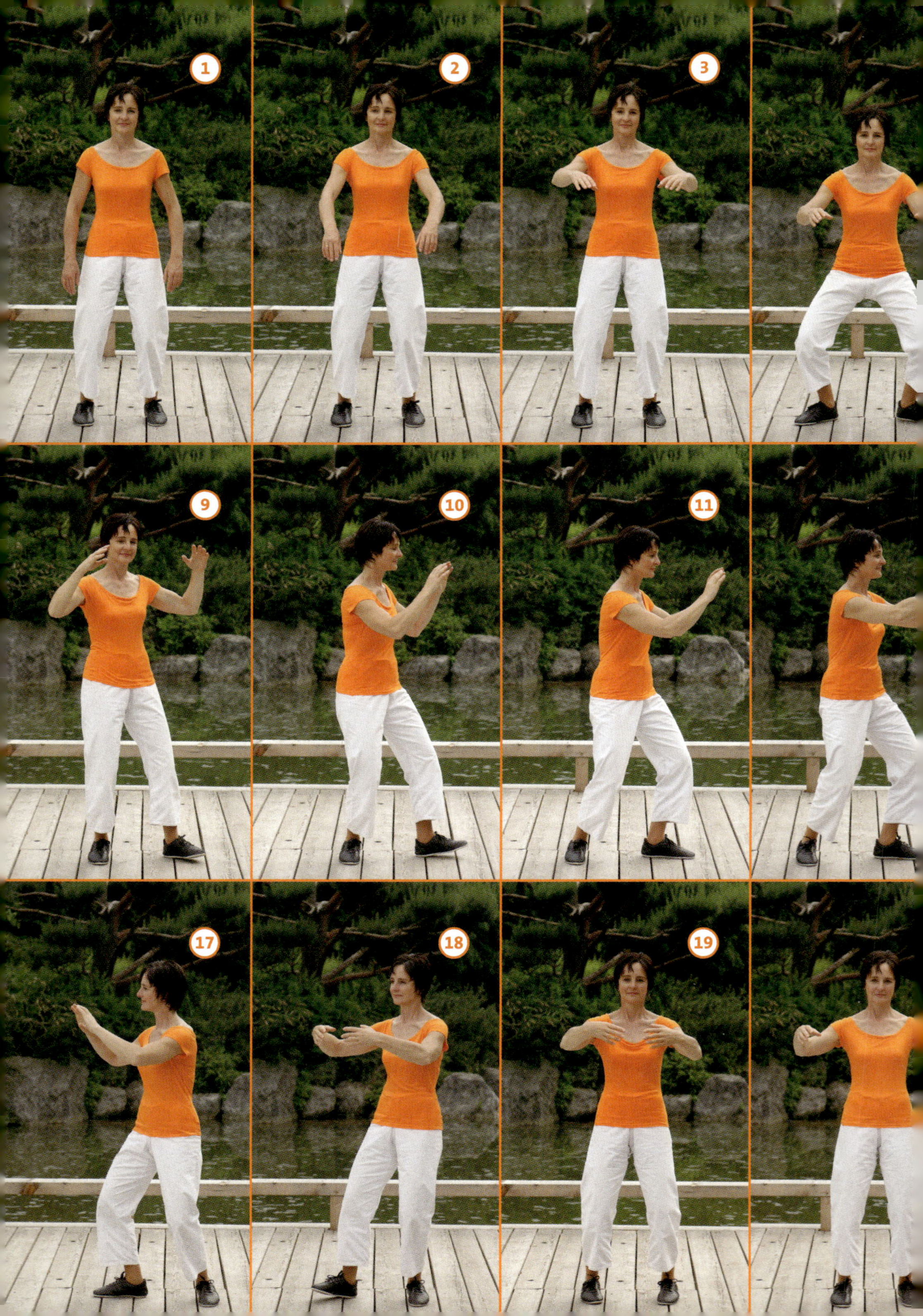
1
2
3
9
10
11
17
18
19

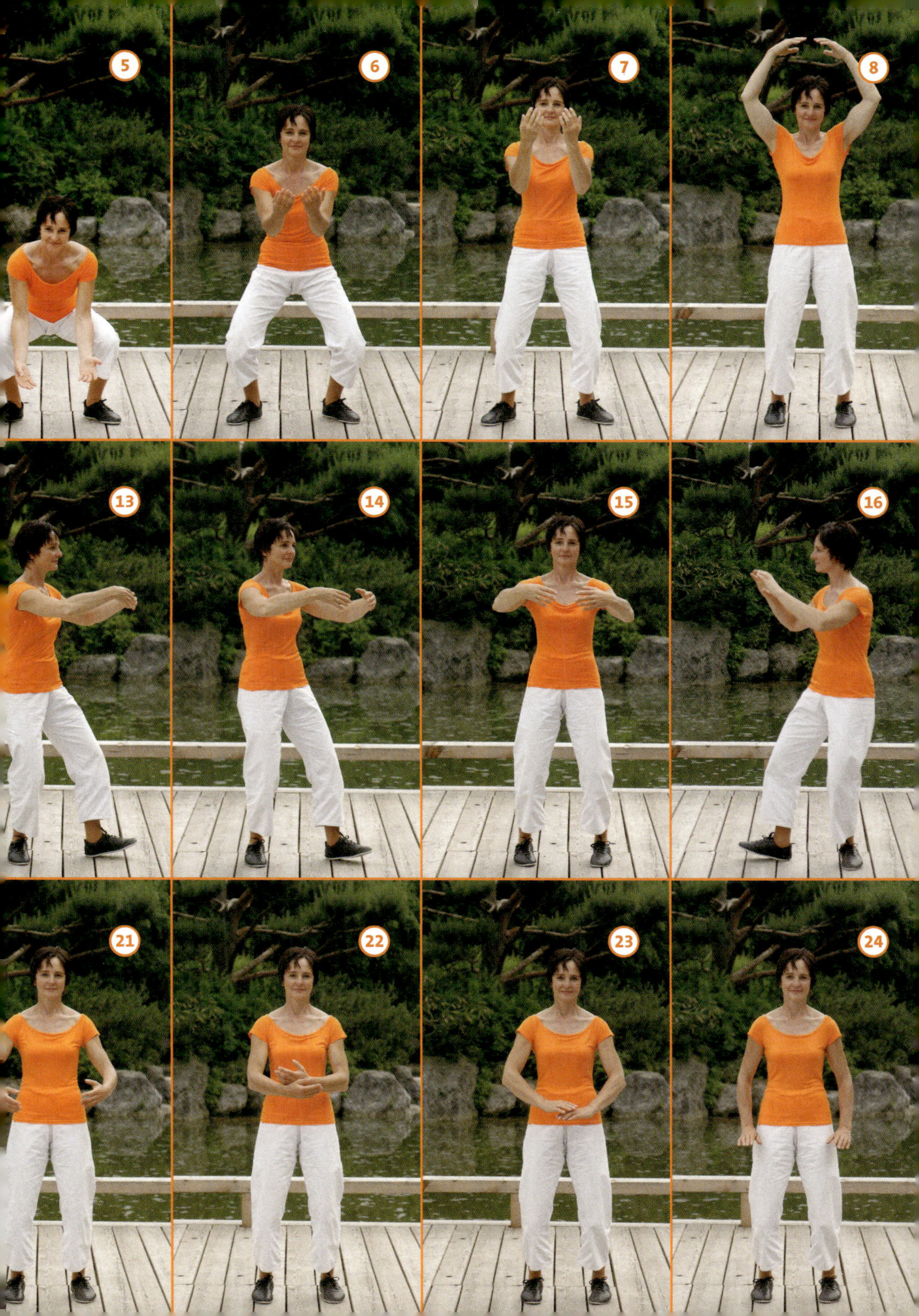

5
6
7
8
13
14
15
16
21
22
23
24

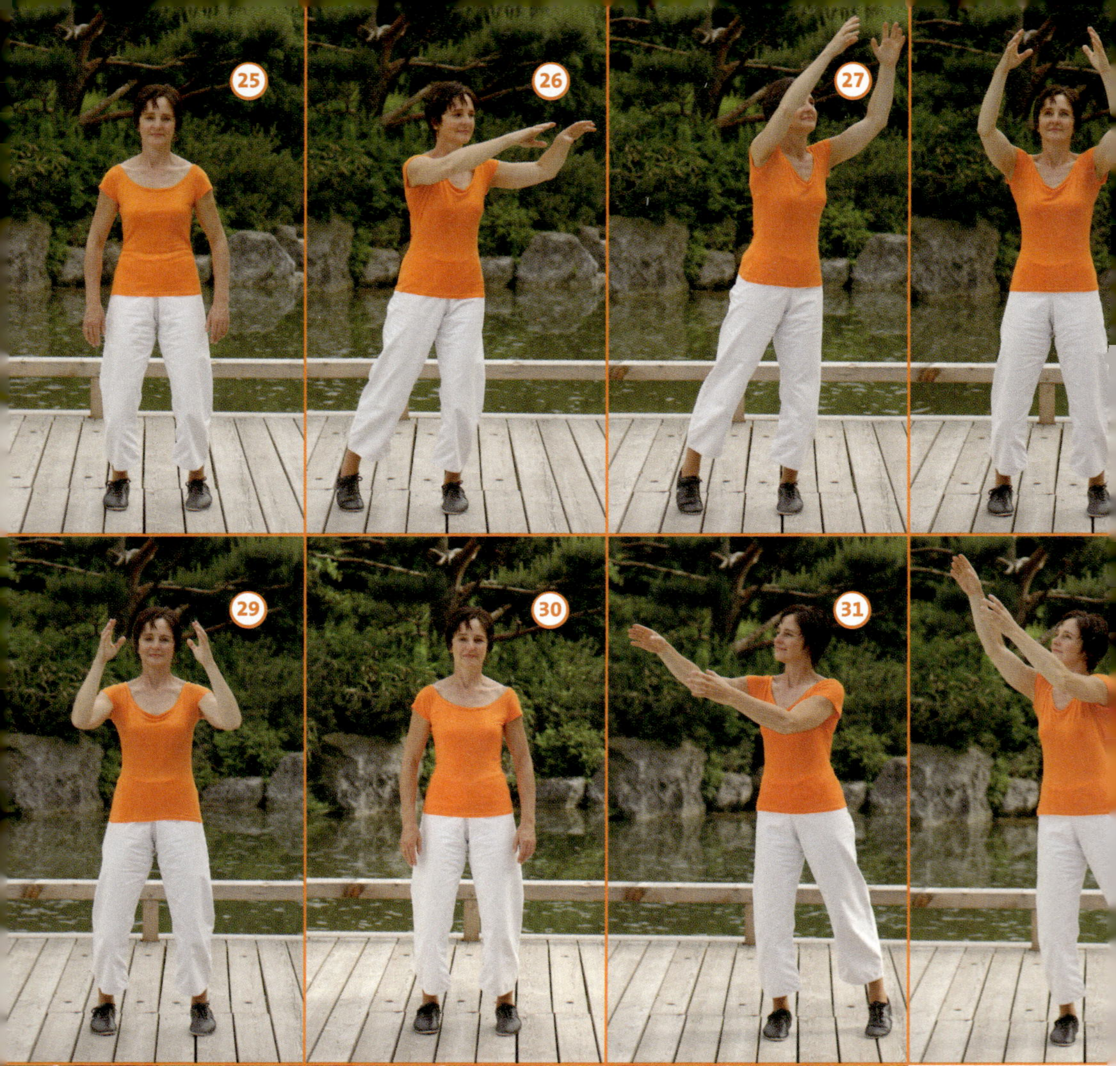

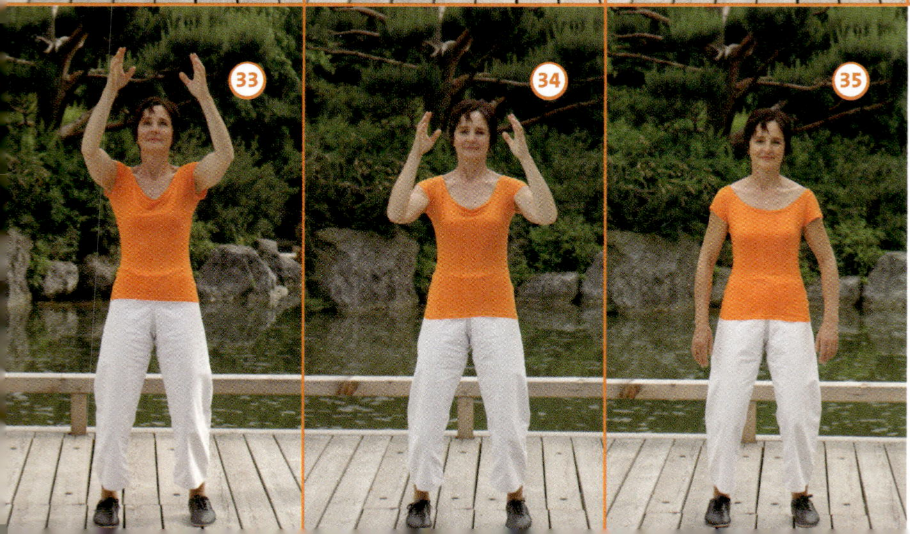

*Nach Abschluss
Metallelements
beginnen Sie wie
mit dem Wasser.
Beenden Sie die
Übungsfolge mit
dem Erdelement*

Tai Chi als **Meditation**

Körper und Geist werden zur Einheit

Mit fortschreitender Vertiefung der Entspannung und des Loslassens beim Tai Chi finden wir allmählich in einen Versenkungszustand. Nach und nach werden wir von einem Gefühl vollkommener Harmonie erfasst. Wir sind mit unserem Handeln eins geworden. Körper und Geist sind untrennbar im Einklang, die Umgebung und das Selbst sind miteinander verbunden und Raum und Zeit sind untrennbar in ihrer Unbegrenztheit.

Wem die Stille zusagt, der sollte seine Anlage nutzen und beim Üben auf Musik verzichten.

Wir werden ein ganzer Mensch, gesteuert von unserer natürlichen Intuition. Wir bleiben in unserer Sammlung, lassen uns von äußeren Einflüssen nicht aus der Ruhe bringen, ohne unsere Wachheit und Aufmerksamkeit zu verlieren. Durch diese Art der Konzentration ohne Zwang und Versteifung wächst unser Reaktionsvermögen. In der entspannten Achtsamkeit der langsamen Bewegungen im Hier und Jetzt liegt die Wurzel aller Schnelligkeit. Bestes Beispiel sind immer wieder die Katzen.

So finden Sie leicht in einen meditativen Zustand

Führen Sie die beschriebenen Übungen zunächst immer am selben Ort aus. Er sollte ruhig, licht und gut belüftet sein. Wenn das Wetter es zulässt und Sie einen Garten, einen großen Balkon oder eine Terrasse zur Verfügung haben, sollten Sie das nutzen. Üben Sie im Freien, geben Sie sich den natürlichen Geräuschen hin. Üben Sie in einem Raum, dann sollten Sie bei Problemen mit dem Abschalten eine Musik-CD einlegen (siehe Kasten Seite 63).

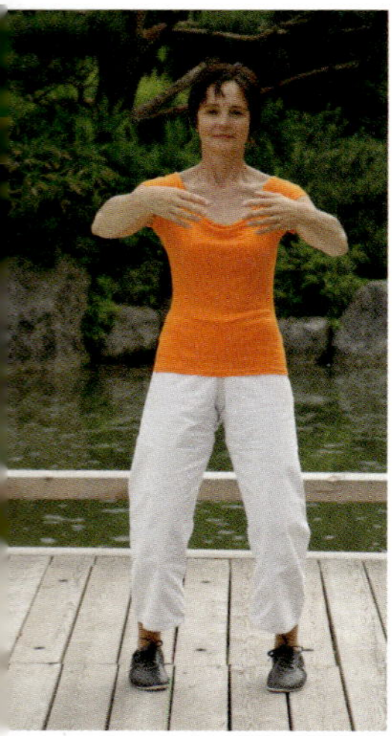

In der Meditation gibt es kein Ziel, nur den Weg.

Meditation bedeutet nicht, sich von der Welt abzuspalten, sondern in dem, was in uns und um uns herum vorgeht, präsent zu sein. Wir nehmen alles an und transformieren das Unangenehme in Angenehmes, indem wir die schlechte Energie abgeben und positive aufnehmen. In unserer Harmonie bricht alles Ablehnende, Harte und Negative zusammen.

- Wenn Sie abends üben, stellen Sie eine Kerze auf, vielleicht eine Duftölschale oder Räucherstäbchen. Es bringt Sie schneller in einen Zustand entspannten Wohlbehagens.
- Öffnen Sie Ihren Geist, befreien Sie sich von Erwartungen und vom inneren Terminplan. Lassen Sie alles ziehen, und verwickeln Sie sich nicht in Ihre Gedanken!
- Lassen Sie Ihre natürliche Spiritualität zu. Spüren Sie beim Üben den Himmel über sich und die Erde unter den Füßen. Lassen Sie alle Gedanken los. Was aufkommt, wird nicht mit Gewalt verdrängt, aber auch nicht festgehalten. Lassen Sie alles wie Wolken an sich vorbeiziehen, begleitet von Ihrem fließenden Blick, der mit der Bewegung durch den Raum oder die Natur gleitet, ohne irgendwo festzuhaften.

Die **Atmung** im Tai Chi

Energie und Sauerstoff

Diese beiden Komponenten stehen in engem Verhältnis zueinander. Bei den Tai-Chi-Bewegungen verbrauchen Sie in etwa so viel Sauerstoff wie bei normalem Gehen. Um keine Unterversorgung einzugehen, sollte die Atmung während der Übungen immer den ganzen Körper erreichen.

Die unzureichende, flache Atmung

Unsere Organe benötigen Sauerstoff zur Gesunderhaltung. Wir sollten also auf eine tiefe und entspannte Atmung achten. Der Untrainierte atmet meist über die Brust. Der Brustkorb weitet und senkt sich, das Zwerchfell bleibt dabei jedoch mehr oder weniger unbeteiligt. Dies bedeutet eine flache Atmung mit mangelndem Sauerstoffaustausch. Der Körper wird steif und starr und das Lungenvolumen nur unzureichend genutzt.

Die natürliche Atmung (oben: Einatmen, unten: Ausatmen) bezieht das Zwerchfell mit ein.

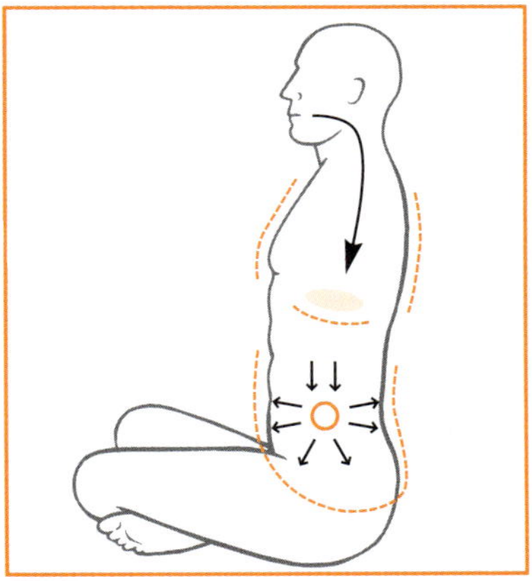

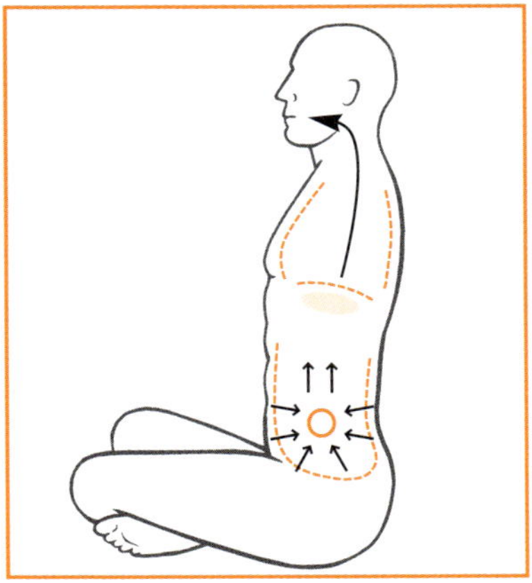

Die natürliche, tiefe Bauchatmung

Die tiefe Bauchatmung dagegen schöpft unsere Ressourcen voll aus. Beim Einatmen senkt sich das Zwerchfell, der Bauch-Becken-Raum und der Brustkorb weiten sich. Beim Ausatmen hebt sich das Zwerchfell, der Bauch-Becken-Raum zieht sich zusammen, und der Brustkorb senkt sich.

▶ Beim Sinken des Atems in den Unterbauch werden die Organe massiert. Die Bewegung des Zwerchfells stimuliert die Verdauungsorgane. Die Blutversorgung läuft frei und ungehindert, der Stoffwechsel wird angeregt und das Lungenvolumen voll ausgeschöpft.

▶ Mit dem ungehinderten Sauerstoffaustausch geht eine Reinigung einher. Wir nehmen kosmisches, reines Qi auf und geben das verbrauchte ab. Der Kreislauf wird stabilisiert und die Blutzirkulation durch die steten Druckveränderungen im Bauchraum verbessert. Das tiefe Atmen wirkt zudem wohltuend und harmonisierend auf Körper und Geist.

▶ Durch das Loslassen im Rücken und in den Hüften finden wir allmählich automatisch zu einer tiefen Bauchatmung.

▶ Bei Verspannungen im Schulter-Nacken-Rücken-Bereich sowie in der Brust fällt uns diese Art der Atmung schwer. Tai Chi verhilft uns durch seine sanften Bewegungen und die ihm innewohnende Natürlichkeit der Haltung zu einer gesunden Atmung.

Atemzüge zählen

Alle Körperteile sollten sich leicht, geschickt und gut koordiniert, wie durch ein transparentes Band verbunden, miteinander bewegen.

▶ Führen Sie die Übung »Zhanzhuang – stehen wie ein Baum« (siehe Seite 29 bis 31) aus.

▶ Zählen Sie während der Übung Ihre Atemzüge. Wer zu Müdigkeit neigt, sollte nur das Einatmen zählen, wer zu Nervosität neigt, nur das Ausatmen.

Die »korrekte Atmung«

Im Tai Chi wird noch eine zweite Art der effektiven Atmung angewandt, die so genannte korrekte Atmung.

▶ Beim Einatmen sinkt das Zwerchfell. Die Bauchdecke und der Aftermuskel werden eingezogen, und der Brustkorb weitet sich.

▶ Beim Ausatmen hebt sich das Zwerchfell, Bauchdecke und Aftermuskel entspannen sich, und der Brustkorb sinkt. Mit dieser Atmung wird das »Untere Dantien« besonders angeregt, und unsere Haut öffnet sich für das kosmische Qi.

Die Atmung im Tai Chi verläuft grundsätzlich durch die Nase, fein und nicht hörbar und in gleichmäßigem Fluss. Vermeiden Sie auf jeden Fall ein bewusstes Anpassen der Atmung an die Bewegung, sonst kommt es durch die zusätzliche Konzentration auf den Atem zu Verspannungen im Brustbereich. Mit fortschreitender Erfahrung und stetem Üben passt sich der Atem allmählich und auf natürliche Weise der Bewegung an.

Ein steter, ruhiger Fluss, und doch voll ursprünglicher Kraft: Unser Atem hat viel Ähnlichkeit mit dem Element Wasser.

▶ Als Grundregel gilt jedoch: Beim Beugen, Heben und Öffnen der Arme sowie beim Zurückrollen und Sinken einatmen, beim Nachvorn-Rollen und Nach-vorn-Bringen der Arme ausatmen.

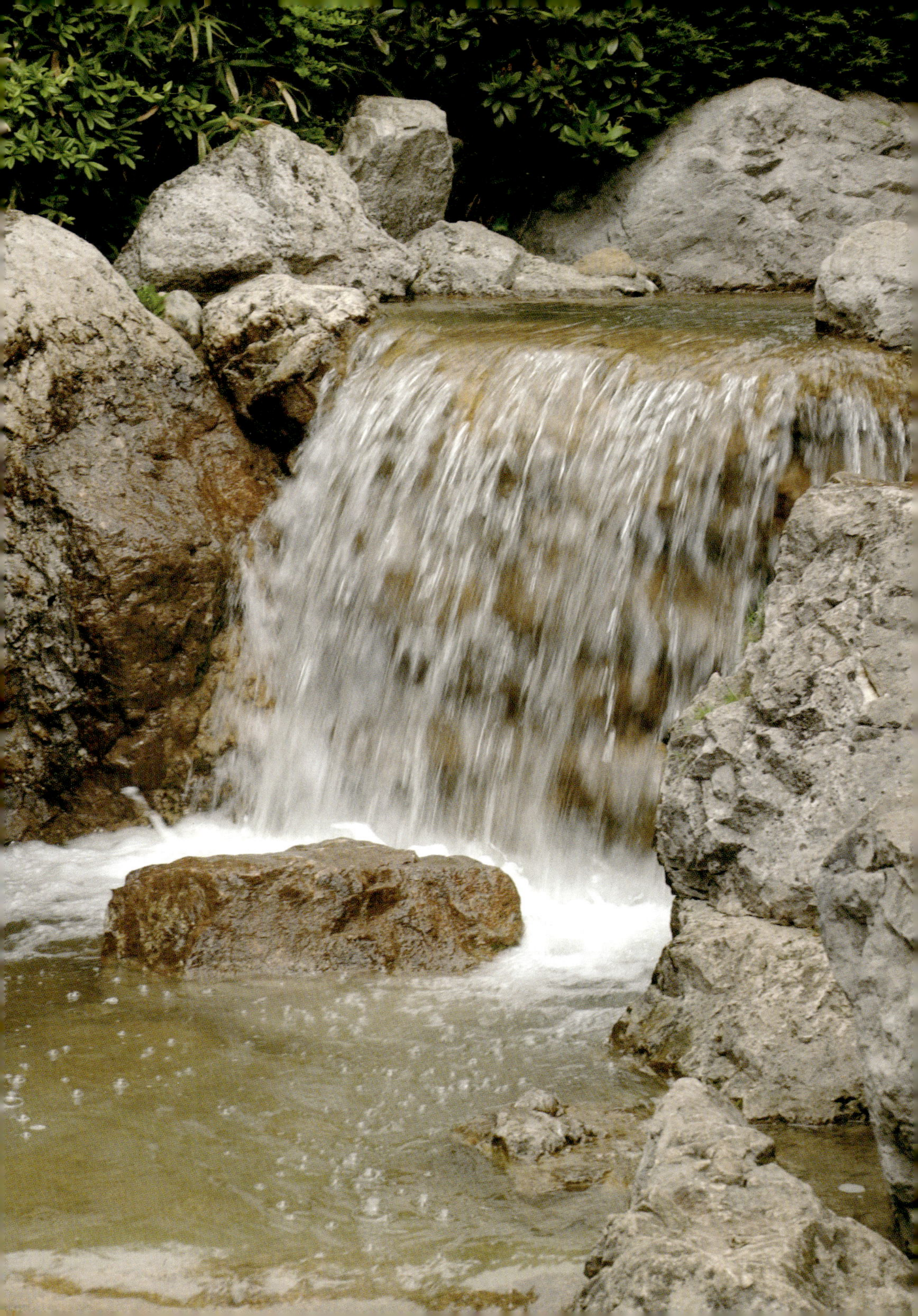

Glossar

Baihui	Scheitelpunkt
Chuan	Faust, Hand
Dantien	Energiezentrum/-punkt, Feld, Speicher
Jongquan	»Sprudelnde Quelle«
Meridiane	Leitbahnen des Körpers, in denen das Qi fließt
Qi/Chi	vitale Lebensenergie, kosmische und innere Energie (japanisch: Ki, indisch: Prana)
Tai Chi	das höchste Letzte, die Mutter von Yin und Yang, gleichbedeutend dem Tao
Tai Chi Chuan	der Weg der Faust
Tao	das Absolute, das Namenlose, der Weg, die Leere
TCM	traditionelle chinesische Medizin
Wu Chi	Mutter aller Bewegung
Yin und Yang	Gegensatzpaare, Pole

Alle in diesem Buch veröffentlichten Abbildungen sind urheberrechtlich geschützt und dürfen nur mit ausdrücklicher schriftlicher Genehmigung des Verlages und des Urhebers/der Urheberin gewerblich genutzt werden.

Die im Buch veröffentlichten Ratschläge wurden von der Verfasserin sorgfältig erarbeitet und geprüft. Eine Garantie kann dennoch nicht übernommen werden, ebenso ist eine Haftung der Verfasserin bzw. des Verlages und seiner Beauftragten für Personen-, Sach- und Vermögensschäden ausgeschlossen.

Bibliografische Information der Deutschen Bibliothek

Die Deutsche Bibliothek verzeichnet diese Publikation in der Deutschen Nationalbibliografie; detaillierte bibliografische Daten sind im Internet über http://dnb.ddb.de abrufbar

Bildnachweis

Alle Bilder stammen von Dominik Parzinger, München mit Ausnahme von:

Mauritius-Bildagentur, Mittenwald: 55, 67 o. (age fotostock), 61 (Fichtl), 66 (IPS), 67 u. (Higuchi), 68 (age), 69 (Nonstock, Inc.)

Urania Verlag

Verlagsgruppe Dornier
Postfach 80 06 69, 70506 Stuttgart

www.urania-verlag.de
www.verlagsgruppe-dornier.de

Lektorat: Dr. med. Christiane Lentz
Bildredaktion: Anna Jagert
Umschlaggestaltung: Behrend & Buchholz, Hamburg
Umschlagbild: © zefa/masterfile/Richard Smith
Layout: Dr. Alex Klubertanz
Grafik: Art & Form, München
Idee und Realisation: Medienprojekte München
Druck: Westermann Druck Zwickau
Printed in Germany

ISBN 3-332-01570-2